腎臓病との
闘い方、
お教えします。

正しい知識と少しの意志で、

透析回避・先延ばしへの道は拓ける

東京高麗手指鍼研究会代表　小松隆央

現代書林

はじめに

今から約20年前の1997年、鍼灸師として肩こりや腰痛の患者さんに対するのと同じ気持ちで、一人のIgA腎症の青年に鍼治療を施しました。それがきっかけとなって、これまでに500人以上の腎臓病患者さんの治療に携わってきました。

その治療の過程で、一人一人の患者さんと病気についていろいろなお話をしてきましたが、そこで一番感じてきたのは、「何でここまでほうっておいたのか!?」という疑問でした。

さらに、詳しくお話をお聞きすると、たんたんと通院と血液検査を繰り返して時間を費やした結果、最後に主治医である腎内科の先生から「人工透析が必要になった」と宣告され、大きなショックを受ける――そんな患者さんの姿が浮かび上がってくるのです。

実はそうした事態に至る背景には、一部のお医者さんだとは思いますが、「患者さんにいくら食事法などを厳しく指導しても、どうせ守らないのだから」という、なかば投げやりな考えがあるように思えてなりません。

私自身は、長年の経験から、多くの腎臓病患者さん（すべての腎臓病患者さんではありませんが……）はきちんと病気に対処する行動をとれば、あるいはその行動に移るのが早ければ早いほど、治療の最終手段である人工透析に移行するのを遅らせることができる。場合によっては、生涯回避できるのではないかと強く感じています。

だからこそ、医師でもない私が人の生死に関わる腎臓病治療と向き合ってもいいものかどうか悩みに悩みながらも実践し、その思いと記録をまとめたものがこの本なのです。

腎臓病と診断され不安をお持ちの方はもちろん、腎臓病と診断されても「まだ何の症状も出ていないよ」とタカを括っていらっしゃる方にも、ぜひご一読いただきたいと思います。

本書で一番訴えたいことは、お医者さん任せにしないで、正しい知識と少しの意志さえ持てば、多くの腎臓病患者さんは自分自身で人工透析を先延ばしできる。回避することも可能だということです。

この本が一人でも多くの腎臓病患者さんの希望につながることになるとしたら、私にとってそれに勝る喜びはありません。

2018年　初夏

東京高麗手指鍼研究会代表　小松隆央

腎臓病との闘い方、お教えします。

目次

第1章 腎臓病は日常生活を蝕んで、やがて命を脅かす

第2章 透析を回避したいなら、守らなければならないこと〈食事編〉

第3章 透析を回避したいなら、守らなければならないこと〈生活編〉

第4章 「高麗手指鍼」なら、あなたの闘いをバックアップできる

第5章 ケーススタディー。腎臓病との闘いの記録

序章

鍼灸師の私が腎臓病治療に取り組む理由

◉あなたの笑顔を取り戻すお手伝いをしたい

鍼灸師である私が、なぜ腎臓病に関する書籍を出すのか？　まず、その大前提からお話ししていこうと思います。

私は鍼灸師の免許を取得して、今年で25年になります。当初は、他の鍼灸師さん同様、腰痛や肩こりに悩む方を少しでも楽にしてあげたいと考え、実際、鍼灸学校を卒業してからは一般の鍼灸院や鍼灸接骨院、そして整形外科医院などに勤務していました。

しかし数年経ったころ、自分が少しずつ成長していくなかで、一つの壁にぶつかったのです。「やはり通常の鍼灸だけでは、さまざまな痛みを根本的に治すことができない」と……。

そんなとき、たまたま出会ったのが柳泰佑先生の創始した「高麗手指鍼」でした。高麗手指鍼がどういうものかについては「第4章」で詳しく述べますが、当時その第一人者だった金成萬先生について1年間みっちり勉強したのです。

しかも幸運だったのは、勤務先の整形外科医院の院長先生が理解のある方で、習ってきた高麗手指鍼を患者さんに施術することを許可してくれたことでした。その結果、何ヵ月も治らなかった膝痛や、ブロック注射も効かなかった坐骨神経痛などの症状がスーッと引いていく現実を目の当たりにしました。

以来、私は高麗手指鍼にのめり込んでしまいました。独立して自分の鍼灸院を開業してからは、頸椎症や頸椎ヘルニアなどを中心に、難治性疾患の患者さんの高麗手指鍼を用いた治療に取り組んできました。

初診の問診時、多くの患者さんが泣きながら、「治らないならもう死にたい」と訴えるのを聞いてきました。苦痛にゆがむ顔。長期にわたる痛みや諦めから、完全に表情を失った顔……。

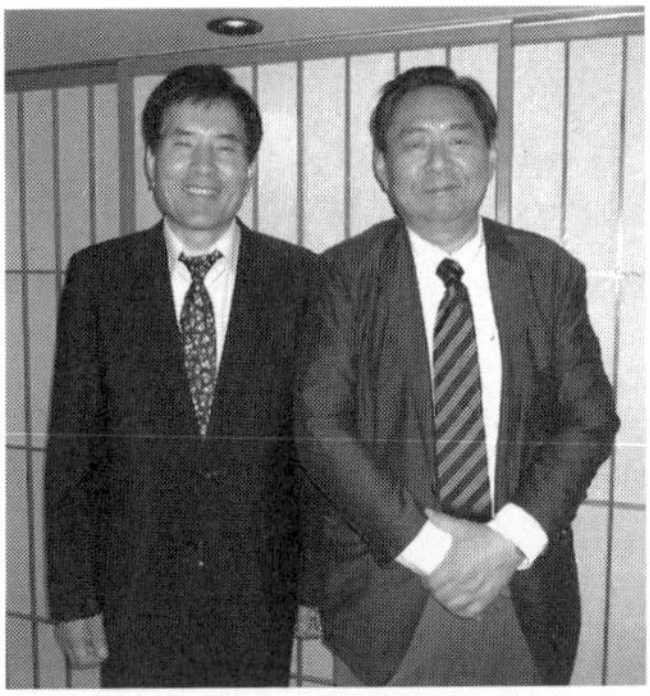
高麗手指鍼創始者・柳泰佑先生（左）と著者

しかし、治療を重ねるに従い、まだ完治は先であっても、ほとんどの患者さんは改善の兆しを実感しただけで、笑顔を甦らせます。実は、その時からご自身の体は変わっているのです。負の連鎖から正の連鎖へと転換していくのです。

私は常に、「そんなあなたの笑顔を取り戻すお手伝いをさせてください」と考えてきましたが、そんなあなたのなかに一人の腎臓病の青年がいました。開業前に勤めていたクリニック付属鍼灸院時代の女性患者さんが、ある日、息子さんを連れて当院にやって来たのです。

◉私を変えたある腎臓病患者さんとの出会い

私の鍼灸院では、頸椎疾患のほか、腰痛・膝痛・五十肩・腱鞘炎といった運動器疾患から目・鼻・耳の疾患、代謝性疾患、消化器・呼吸器・循環器・泌尿器の疾患、難病に指定されている特定疾患まで、かなり幅広い疾患を診療対象としています。

クリニック付属鍼灸院時代の女性患者さんに連れられてきた息子さんは、当時予備校生で、最初はアトピーの治療が目的でした。治療の結果アトピーは改善し、翌年彼は大学に入ったのですが、大学の健診で慢性腎炎と診断されます。

母親はあわてて、「腎臓の権威」と言われるお医者さんのところに連れて行ったのですが、「ＩｇＡ腎症で予後不良群ですね。10年後には人工透析になるでしょう」と言われ、絶望の淵に立たされてしまいました。

そのとき、お母さんがワラにも縋る思いで頼ってきたのが当院でした。「鍼で何とかできないですか」と——。

当時、もちろん高麗手指鍼による治療を行っていたのですが、腎臓病の患者さんは初めてでした。ですから、私の治療に効果があるのかどうかは私自身半信半疑でした。しかし、前述の金成萬先生の「高麗手指鍼は難病ほど効果がある」という言葉を思い出し、彼の治療に臨むことにしました。週3回程度、かなりの回数を続けました。

当時は腎臓病の鍼治療をここまで専門的にやるとは予想もしていなかったので、病院が作ったその青年の検査表はもらっていませんでしたが、治療を続けていくうちに、彼の主治医が蓄尿検査（後述）のたびに首をひねるほど数値は改善し、効果が認められたのです。

彼が卒業してから鍼治療の間隔は少し開いたものの、週1回から月に1～2回程度の治療を継続したところ、最終的には7年目で寛解（病気の症状が完全に落ち着いた状態になること）しました。

病院に行くのも半年に1回程度で、当院の鍼治療もやめ、その青年は今、子供が2人いて、仕事で全国各地を飛び回るほど元気になっています。

これが当院の腎臓病患者さん第1号。この患者さんとの出会いがあったからこそ、その後これまで、多くの患者さんの腎臓病改善につながるような治療に取り組むことになったのです。

当時から、高麗手指鍼は特に内臓や通常の鍼で効果が出にくいものには不思議と効き目が良かったのですが、腎臓病が寛解するとは私自身、驚きました。と同時に、この手指鍼の可能性をさらに探究したいという強い気持ちに駆られたのです。

◉鍼治療で腎臓病患者さんと接してきた私だから書けること

開業以来二十数年、全国各地から多くの腎臓病患者さんが当院を訪れています。その結果、さまざまなタイプの腎臓病を抱えた患者さんに対して施術をさせていただき、手指鍼を中心とした当院の治療法の有効性が明らかになる一方で、現代医学のあり方に対して大いに疑問を感じざるを得ない実情を見聞きしてきたのも事実です。

当院の患者さんの大半が、最初は「半信半疑」で、「ワラにも縋る気持ち」でやって来られ、治療を続けるなか実際に数値が良くなってきた段階で、「これしかないからやってみようと思った」「実は病院でこんな扱いを受けた」「お医者さんは親身になってくれなかった」などと本音を語り始めます。

なかでも私にとって一番悔しいのは、「もっと早くここに来れば良かった」という言葉です。

詳しくは後から述べますが、それだけ多くの腎臓病患者さんが「人工透析ありき」のコース以外に選択肢があることを知らないまま、「まだそこまでは大丈夫だろう」と油断をして、生活改善をしていないのです。

かつてまだ人工透析が手軽にできなかった時代、20代の若者が「腎臓が悪いと言われて、後は死を待つだけだった」という話を聞くと、その面では確かに腎臓病治療が進歩したとは思います。人工透析によって、ある程度延命できるのは確かだからです。

しかしながら、それがいき過ぎて、患者の意識教育や自助努力はそっちのけで何でもかんでも「人工透析ありき」になってしまい、結果的に本人が知らない間に寿命を削ることになっている現状は、とても恐ろしいなとつくづく思います。

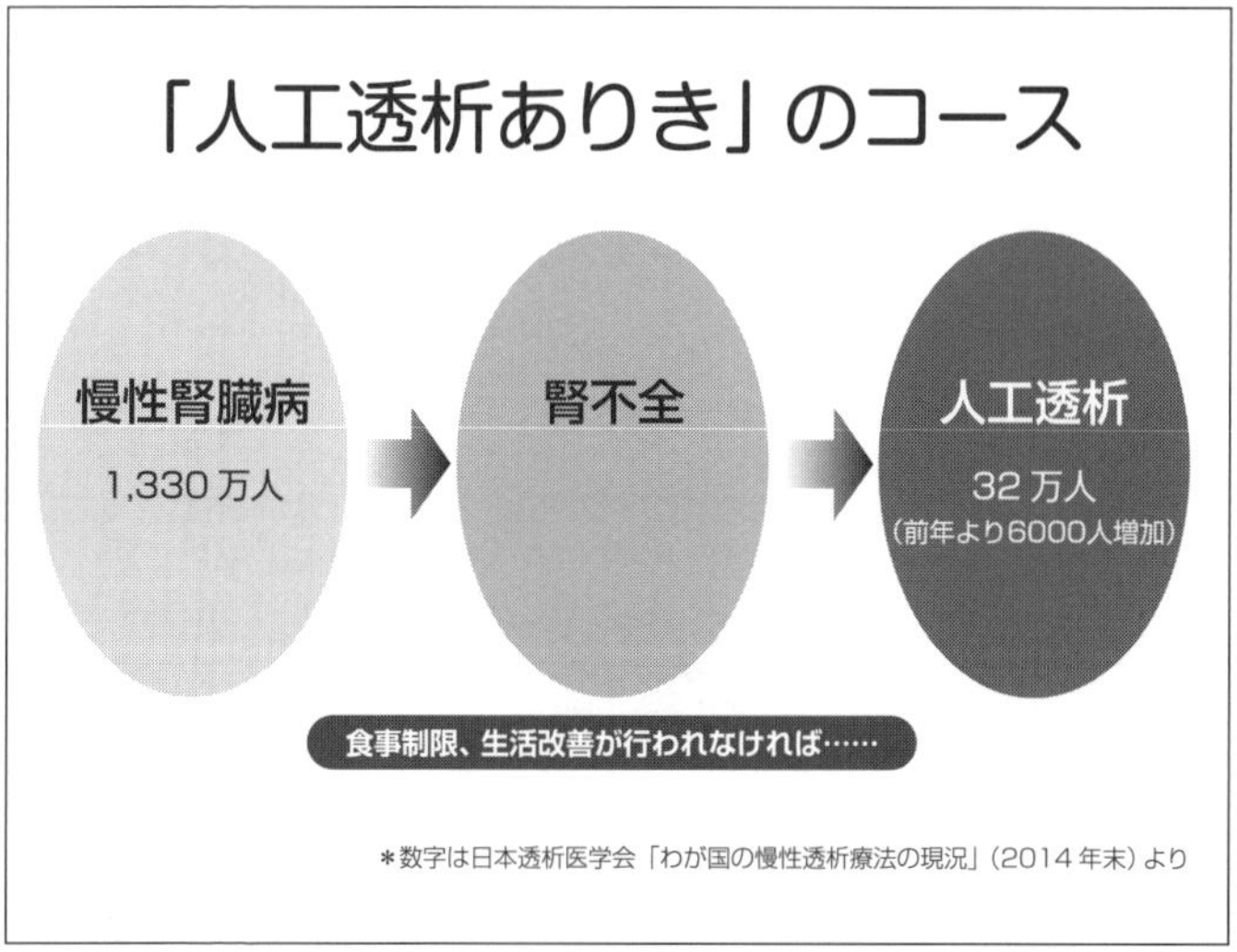

一方で、世間一般にも、腎臓病に対する基本的な知識不足があることも否めません。

一例を挙げると、一昨年、「人工透析患者は自業自得だから治療費はすべて自腹にするべき」などと主張した著名なフリーアナウンサーのブログに対して、賛否両論が巻き起こって炎上したことを思い出します。この主張の半分は理解できるとしても、半分は透析患者さんに対する理解不足がありまです。

透析患者さんのなかには、糖尿病になって食事を切り替えて数値が下がったものの、後から腎臓が悪くなって人工透析を導入せざるを得なくなっている人もたくさんいるからです。

ですから、まず腎臓病に対する正しい理解を深めることが第一で、そのうえで人工透析の問題点を正しく知って、可能な限り人工透析を回避するための知識や情報を共有化することが何よりも重要ではないでしょうか。もちろん一番大切なのは、その得た正しい情報を、自ら行動に移すことです。

医師でもない、しかし鍼治療で多くの腎臓病患者さんと接してきた私だからこそ書けることがあると考え、そして決意したのが本書の執筆だったのです。

第1章 腎臓病は日常生活を蝕んで、やがて命を脅かす

◉「沈黙の臓器」「サイレントキラー」

みなさんは、「沈黙の臓器」という言葉を聞いたことがありますか？　ある一定以上の障害が蓄積しないと症状が出ず、病気であることを自覚しにくい臓器を指します。一般的には肝臓のことをいいますが、膵臓や腎臓も含まれます。

一方、「沈黙の殺人者」（サイレントキラー）という言葉もあります。それとわかる症状が現れないまま進行し、致命的な合併症を誘発する病気のことで、医学界では高血圧をその代表格に挙げているようです。

しかし私は、多くの腎臓病患者さんの話をお聞きし、「腎臓」こそ「沈黙の臓器」であり、「腎臓病」こそ「サイレントキラー」であると考えています。

アメリカには、「チャンス・タンパク尿」という言葉もあります。ここでいうチャンスとは、機会やきっかけという意味だそうです。学校や会社の健診で、たまた

死因順位別死亡率（人口10万対）

死因	死亡数（人）	死亡率	死亡総数に占める割合（%）
全死因	1,290,444	1,029.7	100.0
①悪性新生物（がん）	370,346	295.5	28.7
②心疾患	196,113	156.5	15.2
③肺炎	120,953	96.5	9.4
④脳血管疾患	111,973	89.4	8.7
⑤老衰	84,810	67.7	6.6
⑥不慮の事故	38,306	30.6	3.0
⑦腎不全	**24,560**	**19.6**	**1.9**
⑧自殺	23,152	18.5	1.8
⑨大動脈瘤・解離	16,887	13.5	1.3
⑩慢性閉塞性肺疾患	15,756	12.6	1.2

＊厚生労働省「平成29年度人口動態統計特殊報告」より

またタンパク尿（腎臓の機能低下で、タンパク質が尿中に漏れ出てしまった状態）が見つかることから生まれた言葉でしょう。これは、「早期の段階で見つかった。よかった！」という意味も込められていると思います。

ところが、せっかく見つかったタンパク尿も、「痛くないから」、あるいは「体の調子も悪くないから」と放置してしまうことが少なくありません。結局、チャンスが生かされていないのです。

血圧が高めと言われて放置しておく。尿酸値が高めと言われて放置しておく。糖尿病と言われて放置しておく……。これらの終末像が、これから詳しくお話ししていく「腎不全」といっても過言ではないと思います。

ある腎臓病患者さんの例を、ご紹介したいと思います。

これも詳細は後述しますが、一般的に腎臓病は筋肉で生成される老廃物の一種、クレアチニンの値でその状態を把握します。健康な男性のクレアチニン値は0・6〜1・2㎎／$d\ell$、女性は0・4〜1・0㎎／$d\ell$。諸説ありますが、これが2（以下、単位の㎎／$d\ell$の表記は省略します）を超えたあたりが「腎不全」とされ、年齢やその他の数値、基礎疾患の有無や自覚症状によっても違いますが、8前後になると人工透析に入るのが一般的です。

ところが、困ったことにクレアチニン値が2を超えようと3を超えようと、ほとんど自覚症状がないのが腎臓病です。先ほど述べた「サイレントキラー」ですね。

学生や会社勤めの方なら年に1度の定期健診で、早期に異常が見つかることもあるでしょう。「チャンス・タンパク尿」です。ただ、まったく症状がありませんから、そのまま放置してしまう方も多いですし、たとえ病院に行ったとしても、僭越ながら急性の糸球体腎炎や特殊な例を除き、患者さんを厳しく指導される先生は少ない気がします。

これが自営業者の方になると、事態はさらに深刻です。健診は義務ではないので、定期健診を受ける方はそう多くはないはずです。当院の患者さんでも、あまりに体調がおかしくなったので病院に行ったら、いきなり「クレアチニン値が7です。1、2ヵ月後には透析ですね」と言われ、あわてふためいて治療を始められる方もいます。

クレアチニン値が0・1ずつ、いや1ずつでもかまいません。数値が上がるたびに腎臓が痛んで自覚できれば、これほど多くの透析患者さんは出ないと思います。歯が痛めば、すべてに優先して歯医者さんに行きます。もし虫歯がまったく痛みをともなわないと考えると、ゾッとしますよね。

今から9年ほど前ですが、やはり自営業者の男性で、こんな例がありました。その男性は時々気持ちが悪くなり、車を運転していて意識を失いそうになることがあったそうです。そのうち視力が落ちてきて、あわてて眼科に行ったところ、血圧が異常に高く内科を受診するように勧められます。そして腎内科で診てもらったところ、クレアチニン値が8程度まで上がっていて、「1ヵ月後に透析ですね」と宣告されたのです。

当院の施術で、透析を数ヵ月ほど先延ばしにすることはできましたが、いかんせん数値が高すぎました。結局、回避するところまではいけませんでした。

この患者さんも、視力という日常生活に支障がある問題が出てきたので、初めて病院に行かれました。悔しいですね。どこかが痛めば、我慢できない痛みがあれば、もっと早く病院に行って、適切な治療と指導を受け、透析には至らなかったかもしれません。

◉腎臓には人間の生命活動に欠かせない働きがある

みなさんご存じの通り、腎臓のもっとも大切な働きは「濾過」といって、血中に溜まった老廃物や余分な水分を尿として体外に排出し、血液をきれいにすることです。また、ホルモンの産生・分泌によって血圧を調整したり、赤血球をつくったり、あるいはカルシウムの吸収を増加させるビタミンDを活性化させ（骨が丈夫になる）たりするなど、私たちの生命活動にとって非常に重要な働きを担っています。

東洋医学で、腎は「作強の官」と呼ばれ、人間の活動エネルギーである精を貯蔵し、五臓六腑に供給するものと考えられています。まさに、昔から「肝腎（心）要」と言われる所以《ゆえん》です。

そのため、腎機能が低下してくると、高血圧、貧血、高カリウム血症、骨ミネラル代謝異常などが出現しやすくなります。さらに機能低下が進行（「腎不全」から「末期腎不全」の状態）すれば、尿毒症になりかねません。

尿毒症とは、腎臓の働きが10％以下まで低下してしまった状態で、体内に尿素窒素、クレアチニン、尿酸などの老廃物が蓄積して、倦怠感、食欲低下、悪心、嘔吐、頭痛などの症状が出現したり、夜間尿、むくみ、貧血、息切れなどが起きやすくなったりします。

ここまでくると腎臓病がかなり進行していると考えられ、一般的には、①尿検査、画像診断、血液検査、病理などで「腎障害」の存在が明らかであり、あるいは②推算糸球体濾過量（eＧＦＲ）が60㎖／分／１・73㎡以下のいずれか、③または①②両方が３ヵ月以上持続していると、「慢性腎臓病（ＣＫＤ＝Chronic Kidney Disease）」と診断されます。

糸球体濾過量（ＧＦＲ）は、腎臓にどれくらい老廃物を排泄する能力があるかを示しており、血清クレアチニン値（Ｃｒ）と年齢と性別から推算され、この値が低いほど腎臓の働きが悪いことになります。

通常、タンパク尿が出ていて、血液中のクレアチニン値が高いと、腎臓の障害が疑われるわけですが、具体的には、尿検査でＧＦＲが60㎖／分／１・73㎡未満であれば、「腎臓障害」と見なされます。

腎臓の構造と働き

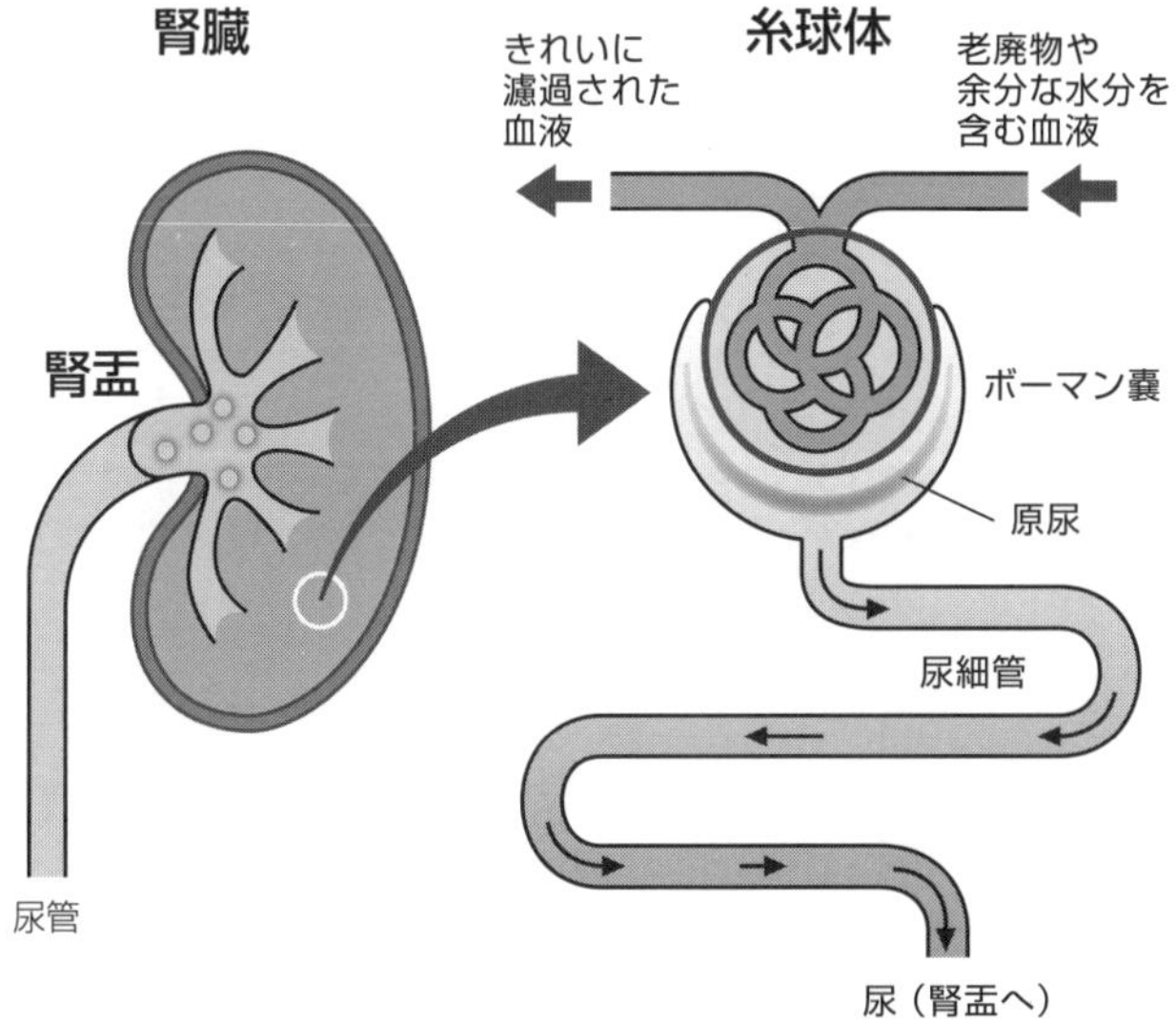

腎臓の働き

①老廃物や余分な水分などの濾過・排泄
②体液量やイオンバランスの調節
③正常な血圧のコントロール
④赤血球の産生を促す造血ホルモンの分泌
⑤カルシウムの吸収を促すビタミンDの活性化

＊日本腎臓学会『腎不全　治療選択とその実際』を参考に作成

◉患者数１３３０万人、新たな国民病「人工透析予備軍」

ところで、慢性腎臓病（ＣＫＤ）は「人工透析予備軍」とも呼べる新たな国民病となっています。

日本腎臓学会の調査によると、ＣＫＤの患者さんは１３３０万人で、日本人の10人に１人（成人の約８人に１人）の割合。さらに、隠れ腎臓病の人はなんと６人に１人、２０００万人にも上ると見られています。

慢性腎臓病になると、死に直結する心臓病や脳卒中などの心血管疾患にもなりやすいことから、いかに早期発見・早期治療を行い、心血管疾患を予防していくかがさらなる課題となります。

慢性腎臓病には、腎臓そのものが悪くなる場合（慢性糸球体腎炎など）と、糖尿病や高血圧から腎臓が悪くなる場合（糖尿腎症など）がありますが、前述した通りいずれの場合も最初は自覚症状が出ないため発見が遅れることが多く、進行すると「末期腎不全」に至ります。

「腎不全」とは病名ではなく、腎臓の機能が50～30％以下になったものをいいます。これには、年齢や性別が関与しますが、おおむねクレアチニン値が2を超えたあたりで腎不全と呼ばれます。

残念ながら、腎臓病に効く特効薬は今のところありません。腎臓病の薬物療法といっても、「血圧を下げる薬」「尿酸を下げる薬」「貧血を改善する薬」「体内の毒素を排出する薬」などを服用し、腎不全の進行を遅らせることと、合併症を予防するしかない状況です。

現在の医学では、腎臓はいったん悪くなると再生することはなく、腎機能が完全に回復することはないといわれています。したがって、腎機能が10％以下の末期腎不全になると、血液の濾過が十分に行えず、水分や老廃物のコントロールができなくなってしまいます。

その結果、重症化した腎不全の治療として、一般的に勧められるのが「人工透析療法」ということになります。人間の腎臓に代わって、血液中の老廃物の除去（血液の浄化）、電解質の維持、水分量の維持などを機械で人工的に行うのです。人工透析でなければ、腎移植を受ける以外にありません。

透析導入ラインは、現在の医学界の一般的な常識では「血清クレアチニン値が8」といわれていますが、年齢、自覚症状、その他の基礎疾患、カリウム値などによってクレアチニン値が6から12以上の場合など、ケースバイケースです。ただし、この数値に大きな問題があることは、おいおい明らかにしていきます。

言うまでもありませんが、透析は腎臓の機能を人工的に代替することなので、腎臓そのものを改善する作用はなく、腎臓の働きを完全に補うものでもありません。したがって、ひとたび人工透析を始めると一生涯続けていく必要があり、透析による頭痛、吐き気、血圧低下、出血などの副作用や長期透析による合併症が生じてきます。さらに、後述する余命にも関わってきます。

人工透析は、できることなら回避したいし、回避できないまでも先延ばしにしたい腎臓病の治療法なのです。

◉透析人口32万人といわれる腎臓病の実態

透析患者さんの数は、厚労省が調査を始めた１９６８年から毎年数千人から１万人前後のペースで一貫して増え続けており、日本透析医学会の統計によると、２０１６年末現在で国内の透析人口は32万９６０９人にのぼります。

ちなみに男性の場合、透析導入の原因となった病気（原疾患）の第１位は糖尿病性腎症で全体の42・５％、第２位は慢性糸球体腎炎（26・９％）、第３位は腎硬化症（10・２％）の順になっています。

その結果、人工透析に関わる国民医療費も膨れ上がる一方で、最近ではその金額が１兆６０００億円を超えるといわれています。こうしたことが、序章でもご紹介した「糖尿病からくる人工透析患者は自業自得だから、治療費は自腹にするべきだ」などという主張が現れてくる背景にあるのではないでしょうか。

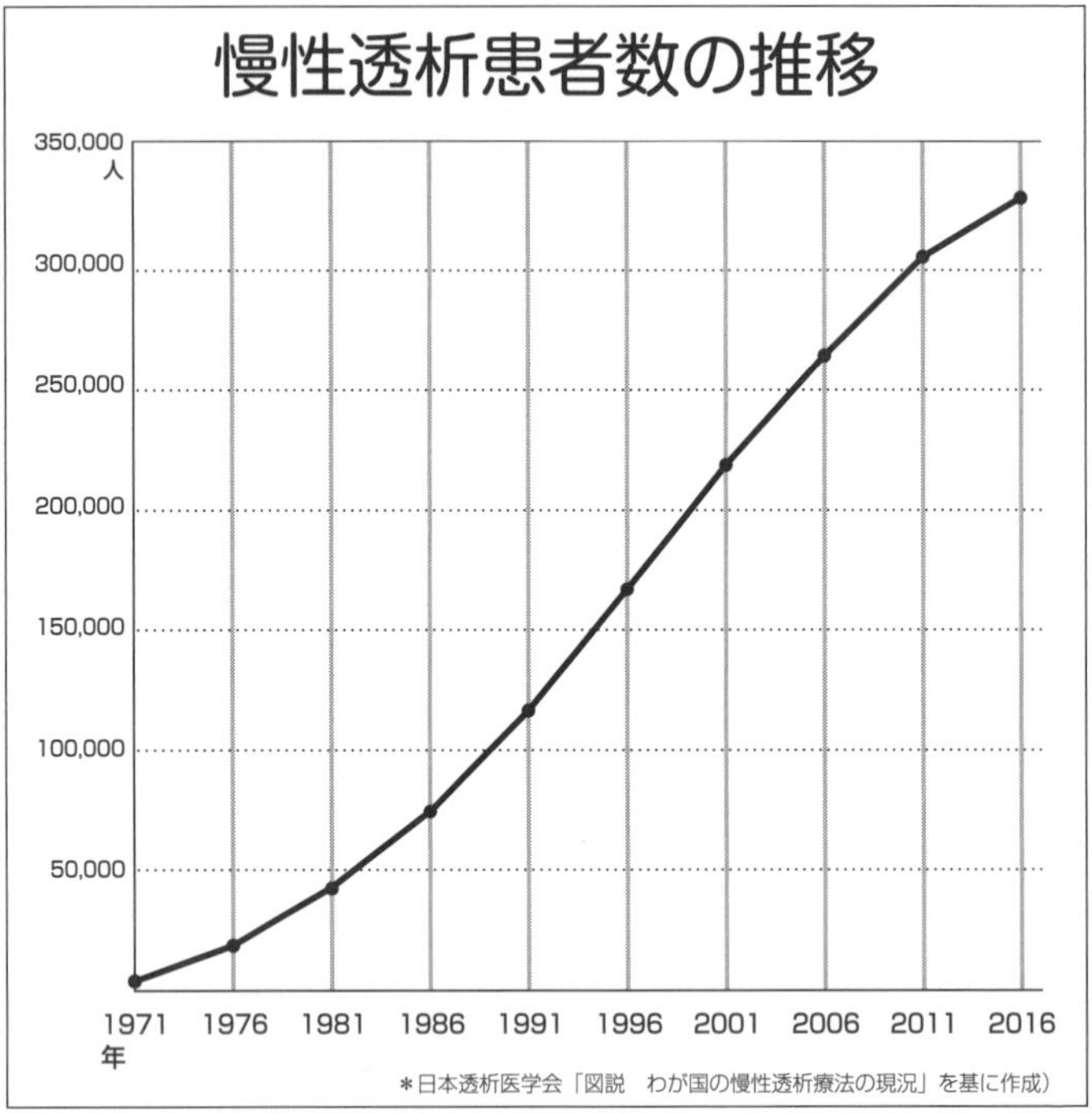

＊日本透析医学会「図説　わが国の慢性透析療法の現況」を基に作成）

ただし、日本の透析医療の巨大化に対しては、一部ではありますが、医療の側からも批判の声が上がっています。人工透析が「儲かるビジネス」になっているというのです。製薬会社や病院の経営者側から見れば、一度透析を始めた患者さんは死ぬまで透析を続けなくてはいけないので、安定的な収入源になるというわけです。

実際、専門医による告発や患者さんたちの話を聞いていると、90歳を超えた高齢者で透析が必要かどうか微妙な患者さんであってもやみくもに透析を勧めるなどの事例に事欠かないようです。

もちろん、人工透析は全面的に問題がある、というわけではありません。必要に応じて透析を導入することで、命を救われている患者さんも大勢いるのは確かでしょう。ただ、増加の一途を辿る透析患者さんに対して、慢性腎臓病（ＣＫＤ）診療からみた必要専門医は極端に少なく、そのため「透析の質」を問題視する医師もいます。

いずれにしても、何でもかんでも「透析ありき」の今の流れに待ったをかけるためには、そもそも「腎臓が悪くなったらすぐに透析へ移行する」という考え方そのものを根本的に見直す必要があるのではないか――私は長年、鍼灸師という立場からこの病気と向かい合ってきて、そう確信しています。まさにこの点が、本書のテーマでもあるわけです。

第一、一般に「腎臓が悪くなっても、人工透析をしていれば命は長らえる」と思われている常識、これが実際にはそうではないことを指摘しておきたいのです。

日本透析医学会の調査によると、透析患者さんの平均余命は、どの年齢においても一般的な平均余命のおおむね半分の値を示しています。つまり、透析患者さんは、透析をしていない人と比べると半分程度の期間しか生き長らえることができず、仮に30歳の男性だと、「平均寿命の80歳－30歳＝平均余命は50年」なのに対して、透析患者さんはその半分の25年しか生きられない計算になるのです。

なぜ、そうなるのでしょうか？

透析患者の死亡原因について見てみると、1位「心疾患（心不全・心筋梗塞）」、2位「感染症（肺炎など）」、3位「悪性腫瘍」、4位「脳血管障害」の順になっており、この順位は近年不動になっています。

死因の1位が心不全なのは、尿量の減少あるいは無尿になると摂取した過剰な水分や塩分はそのまま体内に溜まり、心臓への負担となるからです。また、腎臓障害による高血圧が長期に続くと心臓肥大を生じたり、リンやカルシウムの管理が悪いと心臓の筋肉の働きを害して心不全を起こしやすくなったりします。さらに、糖尿病などで動脈硬化が進行している場合も、虚血性心疾患の危険因子となります。

そのほか、透析を受けていると栄養状態が悪くなり、免疫力が落ちて感染症にかかりやすくなったり、がんなどの発生リスクを高め、動脈硬化の進行が早くなったりするといわれています。感染症に関しては、透析に必要なシャントという特殊な血液回路を外科的につくるのも影響しているのかもしれません。

このような透析によるリスクを避ける最終的な手段として腎移植があります。しかし、詳細は別の機会に譲りたいと思いますが、これには提供者・被提供者双方にリスクがあります。

さらに、腎臓の再生医療について希望を抱いている方もいるかもしれませんが、食事制限など今すぐにできる治療をしない患者さんほど、再生医療という夢だけを追い求めながら、結局は透析に突き進んでいくのが実情です。

◉男性透析患者のうち42・5％が糖尿病性腎症

ところで腎臓病のなかで、近年とりわけ増えているのが「糖尿病性腎症」です。これは糖尿病の合併症で、糖尿病によって高血糖の状態が続くと毛細血管が圧迫されて血流が悪くなり、血液の濾過機能が低下。さらに、血液を濾過するフィルターの目が粗くなり、タンパク質が大量に漏れてタンパク尿が出るようになるのです。

そして糖尿病性腎症から慢性腎不全に移行して、尿をつくれなくなってしまうと、人工透析という形で尿を外に出す必要が生じてきます。

現在、糖尿病性腎症が原因で透析を受けることになった人は、前述の通り男性透析患者さんの42・5％（２０１６年末現在）ともっとも多い割合を占めています。これは、再三述べているように糖尿病や腎臓病は自覚症状がないだけにとてもやっかいで、気づいてからではすでに手遅れになっているという危険性をはらんでいることを示しています。

糖尿病性腎症の前段階は、言うまでもなく糖尿病です。糖尿病の治療に厳しい食事療法が欠かせないことは、現代人の常識といっていいほど知られていることです。ところが、いざ糖尿病になって腎症まで進む可能性が出てくると、「透析になれば、好きなものを自由に食べられる。酒だって飲める」などとうそぶく方が現れるのです。それがいかに危険な考え方かは、前述した「透析患者さんの平均余命は一般の方の半分」という調査結果を見るまでもないでしょう。

私が主宰する鍼灸セミナーで生徒さんたちによくお話しするのですが、アメリカの著名な経営学者フリップ・コントラー（マーケティング論）は、次のような3つのバイアス（先入観や偏見）があると説いています。

①選択的注意　→　自分の聞きたいことしか聞かない
②選択的歪曲　→　自分に都合のいいように解釈する
③選択的記憶　→　自分の覚えたいものだけを覚える

——そうなのです。多くの腎臓病患者さんの考えにも当てはまる指摘なのです。

◉クレアチニン値の〝落とし穴〟と病気の放置・悪化

長年、腎臓病の患者さんを診てきたなかで、私がつくづく思うのは、腎臓が悪いとわかった段階でしっかりした食事と生活のコントロールができていれば、「ここまで腎不全の患者は増えていない！」ということです。この点は、特に声を大にして言いたいことです。

そもそも、なぜ腎機能が悪化していくことに対して、多くの人が無頓着なのか？はっきり言えば、それは最初の段階で、クレアチニン値の正しい意味が伝えられていないからです。

これまで説明してきた通り、クレアチニン値は腎臓の状態を示す一つの指標ですが、血液検査でクレアチニン（ＣＲＥ）と尿素窒素（ＢＵＮ）の数値だけを見ても腎機能の程度（レベル）を見極めることはできません。

クレアチニン値は0台が普通、正常値。2を超すと便宜上、腎不全になります。それが8台になると、ほぼ透析というコースを辿るわけですが、患者さん本人がその意味をよく理解していないために、次のようなことが起こってしまうのです。

「今はクレアチニンが2で腎不全の状態です。これが8になると透析です」と医師に言われた場合、その2つの数値にはずいぶん開きがあるように見えるために、油断をして何も手を打たないままやり過ごしてしまう……。その挙げ句、ある日検査をしてみると、突然、数値が8になっていて、いきなりお医者さんに「そろそろ透析が必要ですね」と言われることになってしまうのです。

つまり、クレアチニンが2台であっても、「まだ大丈夫だな」と思ってしまう人が大半で、その時点で生活習慣を根本的に改めなければ、2台から確実に悪化していくという自覚がないのです。その意味で、一般の人にとって、クレアチニン値の「落とし穴」と言ってもいいかもしれません。

◉より重要なのは腎機能を表す糸球体濾過量（GFR）

実は、実際の腎臓機能を表すものとして、よりわかりやすい数値があります。eGFR（推算糸球体濾過量）で、これは血清クレアチニン値と年齢と性別によって算出されます。このeGFRは腎臓にどれくらい老廃物を尿へ排泄する能力があるかを示しており、この値が低いほど腎臓の働きが悪いということです。

基本的には、このeGFRが腎臓の残っている機能と置き換えられるわけで、「クレアチニンが2になると腎機能は残り30％、クレアチニンが3になれば残り20％足らず」——そういうふうに説明されれば、本人の意識も変わるのではないでしょうか。

すなわち、「現在クレアチニン値が2で、8になると透析ですよ」とお医者さんから言われてもピンとこないのに対して、「あなたの腎臓の残っている機能は

30％ですよ」と言われれば、もっと切実な問題として捉えられるはずなのです。

ところが、実際にはeGFRを示してそのような説明をするお医者さんは、私が知る限り1割ほどしかいません。ほとんどのお医者さんは患者さんにクレアチニン値だけを伝えるために、2台でも患者さんは「まだ6もあるから大丈夫だろう」とタカを括ってしまっているのです。

これが大きな間違いで、ほとんどの腎臓病の進行が放置され、悪化を招いている根本的な原因だと思われてなりません。

だとしたら、患者さんが知るべきことを伝える患者教育の放棄であり、結果的にインフォームドコンセントの有名無実化といっても過言ではないでしょう。インフォームドコンセントとは、患者さんがお医者さんから診療内容などについて十分な説明を受け理解したうえで、患者さん自身が同意して、最終的な治療方法を選択することです。

「透析ありき」に突き進んでいるお医者さんに対して、患者さんから親身になって話を聞き、きちんと説明をしてくれる、何とか透析を避けようと一生懸命になっ

eGFR値と腎機能の程度

GFR区分	G1	G2	G3a	G3b	G4	G5
eGFR値 (ml/分/1.73㎡)	90以上	60～89	45～59	30～44	15～29	15未満
機能の程度	正常または高値	正常または軽度低下	軽度～中等度低下	中等度～高度低下	高度低下	末期腎不全

てくれるお医者さん。そういうお医者さんこそ「名医」と呼ぶべきではないのでしょうか。

同時に、患者さん側の意識変革も必要です。

例えば、クレアチニン値さえわかれば、インターネットにアップされている数式を使って（「eGFR」で検索）自分でも簡単にeGFRが求められます。まず自分のeGFRを知って、あとどのくらい腎機能が残っているかを自覚し、お医者さんと相談のうえで、食生活の改善や適度の運動、肥満や高血圧の予防など、できるだけ早期にしかるべき手を打つべきなのです。

そのしかるべき打つ手については、次章以降で詳しく述べていきましょう。

【ちょっと一言！①】

正当に怖がる

戦前の著名な物理学者に寺田寅彦という人がいます。「天災は忘れたころにやって来る」という言葉を残した人ですね。後世の誤用という説もありますが、この物理学者にはもう一つ、「正当に怖がる」という言葉もあります。

患者さんには2通りのタイプがあります。

まず、クレアチニン値の異常をまったく気に留めない方です。クレアチニン値がどんどん上がってきても、食事療法をせず、好きなサウナには通い詰め。ご本人の性格なのか、主治医の先生が優しすぎるのか。

もう一つのタイプは、必要以上に怖がる方です。かなりクレアチニン値が高くなって来院される方に、「先生、私はどんなに数値が上がっても透析だけは絶対にしません」などとおっしゃいます。もちろん私は医師ではありませんので、このような方の治療はお断りをさせていただいています。治療するのであれば、主治医の先生の指示に従っていただきます。

後者の方は、身内の方に透析をしている方がいたり、ネットの誤った情報をうのみにしたりしている方が多いですね。

人工透析の機器は10年前、5年前に比べれば、かなり進歩をしています。予後はどんどん良くなっています。体調の管理も格段に良くなっていると思います。

どちらのタイプも間違いです。ここはやはり、寺田寅彦の言うところの「正当に怖がる」必要があると思います。数値の低い段階で、「正当に怖がる」ようにしてください。数値が上がってきたら、何が怖いのかしっかり考えましょう。

第2章

透析を回避したいなら、守らなければならないこと

食事編

◉「腎不全→透析」コースを回避するには

透析を回避するためにぜひ頭に入れておいていただきたいのが、クレアチニンの値が2を超えると、そこで何も手を打たなければ腎機能が著しく低下して、急激にクレアチニン値が上がっていくということです。

その理由を、「人間の労働力」にたとえて説明しましょう。

クレアチニンが正常値の腎臓の働きを、10人の人間が仕事をしていると仮定します。クレアチニン値が2になると、その機能は半分以下になり、労働力が10人から4～5人に減ったことになります。

仕事をする人が半数に減ったのに、食事の量も質も変えず、睡眠時間や仕事の内容（労働時間や休養）もそのままなら、残った人たちの負担は必然的に2倍に増えます。同じ仕事を半数で賄うようになれば、急激に大きな負担がのしかかる

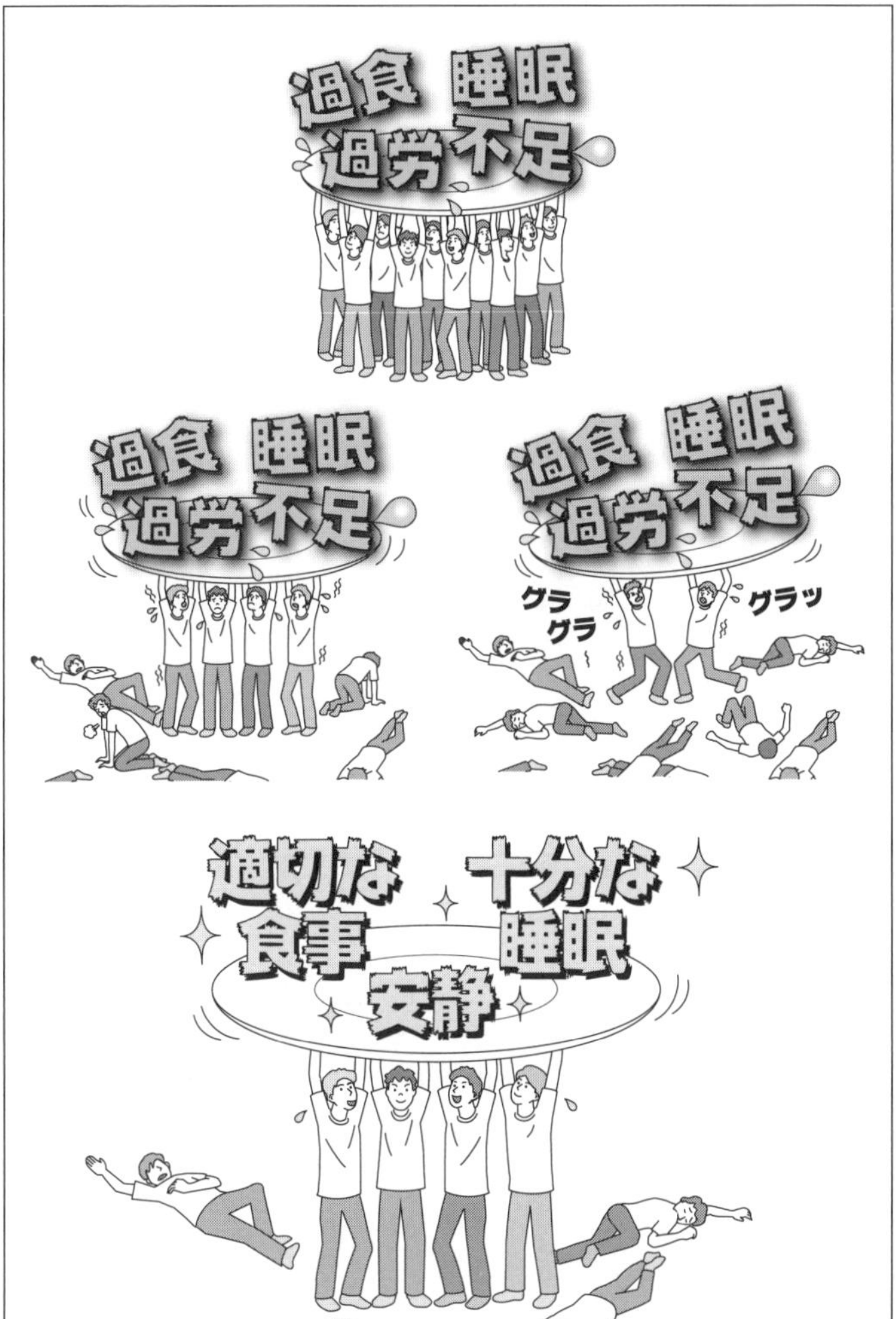
過食 睡眠
過労不足
過食 睡眠
過労不足
過食 睡眠
過労不足
グラ
グラ
グラッ
適切な
食事
十分な
睡眠
安静

ので、やがてバタバタと倒れる人が続出するでしょう。もし労働力が2人（クレアチニン値6程度）に減ってしまえば、全員が倒れてまったく仕事ができなくなるのも時間の問題です。

これが、腎臓の働きが著しく低下して、クレアチニン値が急激に上がる理由です。だからこそ、①食事の内容を変え、②睡眠時間を多くし、③過労を避けて、必死で頑張っている腎臓を守ってあげなければいけないのです。

腎臓病の患者さんが、「クレアチニン値2だからまだ大丈夫だろう」とついタカを括ってしまうのは、こうした基本的な知識や自覚がないからです。

本当に良いお医者さんは、この時点でeGFR値に基づいて「あなたの残りの腎臓の機能は何パーセントです」としっかり説明し、さらに蓄尿検査（24時間単位で摂取食塩・タンパク量を調べる検査。後述）を勧め、徹底的な食事指導をしてくれるお医者さんです。

実際、「まだ大丈夫」と言うお医者さんも少なくありませんが、自分の人生ですから、長生きしたければそんなお医者さんには自分の生命を委ねるべきではなく、すぐに転院するのが賢明でしょう。

ことほどさように、慢性腎炎・慢性腎不全の患者さんにとって、食事療法は絶対に必要なものです。どれほど病院で薬を処方されようと、またどれだけ当院で鍼治療を受けられようと、食事に問題があれば、その効果は期待できません。

◉愕然とする医師の食事指導

人間は、長いこと食事をしないと死んでしまいます。世界では、食べ物がないことで亡くなっている人たちがたくさんいます。その一方で、食べる量と質を間違えて死期を早めている人たちもいます。

私のこれまでの経験からいえば、食事を完璧にコントロールできれば、人工透析患者さんは3分の1くらいには減らせるのではないかと思っています。また、「腎不全」と言われた段階（クレアチニン値が2台初期）で食事をコントロールすれば、ほとんどの患者さんが透析を回避できるのではないかとさえ思っています。

しかし、食欲こそは人間にとっての最大の欲求ですから、そのコントロールが一番難しいということは誰にも異論はないでしょう。だからこそ、時には厳しい指導が必要なのです。

ところが、当院の患者さんから話を聞くと、担当のお医者さんは「何でも食べていいよ。ただ量は減らすように」と言い、また「低タンパク米を摂ったほうがいいですか？」と聞けば、「まだそこまでしなくていいよ」と大甘な答えを返してくるというのです。本当に理解しがたいことです。「どうせ指示をしても、守れっこない」とでも思っているのでしょうか。

食べる量は人によってまちまちです。ある人にとって少なくても、ある人にとっては多いということもあります。塩分を毎日10ｇ摂っていた人が、「量を減らしてください」とお医者さんに言われて8ｇにしたら、言われた通りに減ってはいますが、腎臓病予防の基準である6ｇには届いていません。本来だったら、「6ｇにしてください」という指導があるべきなのです。

私は、そうしたお医者さんたちにぜひお聞きしたい。「それなら、低タンパク米はいつになったら始めたらいいんですか？」と。そして、こう続けます。「あなたが早くに低タンパク米を始めさせなかったから、透析が早まってしまったのではないですか？」

当院で治療を受けた約５００人の腎臓病患者さんに聞いたところ、主治医から厳格な食事指導を受けたことがあるという方は1割もいませんでした。私は愕然としました。

◉ぜひ押さえておきたい食事療法のポイント

腎臓病の食事療法は、主に①タンパク質の制限、②ナトリウム（食塩）の制限、③カリウムの制限、④プリン体の制限が基本です。以下、クレアチニン値が2を超えるか、ｅＧＦＲが40を切った段階で当院で行っているそれぞれの要点を述べます。

①タンパク質の制限

腎機能に障害がある場合、タンパク質を摂り過ぎると、糸球体障害をもたらしたり、窒素化合物の蓄積から尿毒症などを引き起こす原因となったりします。反対に、低タンパク食は腎不全の進行を食い止め、透析治療への移行を遅らせることがわかっています。

したがって、腎臓機能が低下している人には、必ずタンパク質の制限が指示されていると思います。日本腎臓学会のガイドラインによると、体重1kgあたり0・6~0・7gです。ただ、どんなタンパク質でもただ減らせばいいわけではなく、大事なことは、「アミノ酸スコア」です。できるだけアミノ酸スコアの高いものを摂るように心がけて、腎臓の負担を避けるようにしましょう。具体的には卵、肉、魚をバランスよく食べ、お米は低タンパク米に代えることです。

アミノ酸スコアについては、特に重要なので後ほど詳しく述べます。

②ナトリウム（食塩）の制限

ナトリウム（食塩）の摂り過ぎは腎臓に大きな負担を与えるため、ほとんどの患者さんに制限するよう指示されていると思います。

ＷＨＯが推奨しているのは、食塩換算量で一日あたり平均６ｇです。この制限すべき食塩量は、調味料などとして付加する食塩だけでなく、食品中に含まれている食塩を合計した量のことです。

日本人の一日あたりの平均塩分摂取量は男性11・１ｇ、女性９・４ｇなので、日本の患者さんとってこの塩分制限は非常に大変なことですが、「塩は毒」だと思ってぜひ頑張って守ってください。

そのための方法を、次に示しておきます。

・醤油は減塩醤油に切り替え、スプレー式の容器からそのつどかけて使う
・調理時に、食塩や化学調味料の使用を避ける
・外食を避ける
・味噌汁を飲む習慣をやめる

味噌汁については、「発酵食品だから体に良いのではないか」と言う患者さんもいますが、すでに腎臓が悪くなっている段階では発酵食品もなにもありません。とにかく腎臓に悪い塩分の摂取を抑えることです。私の経験では、味噌汁をやめられないという人の90％は、他の食品からも塩分を摂りすぎています。

③カリウムの制限

カリウムは野菜や果物に含まれている成分ですが、特に果物に含まれるカリウムは吸着率が高いので注意が必要です。

腎臓が正常であれば、ナトリウムの排泄をしてくれる重要なミネラルですが、腎機能に問題があると「高カリウム血症」となり、心臓に負担がかかることになります。ですから患者さんのなかには、腎不全より先に心不全で亡くなられてしまうケースもあります。

高カリウム血症とは血中カリウム濃度が5・5ｍＥｑ／ｌ以上になることで、悪心や嘔吐などの胃腸症状、しびれ感、知覚過敏、脱力感などの筋肉・神経症状、不整脈などの症状が現れます。

血液検査でクレアチニン値だけを気にしている患者さんがいますが、生命に関わるカリウム（K）の値を必ずチェックしておくべきです。

当院に来られた患者さんですが、初診時にこんな話をされていました。

その患者さんは血中カリウム濃度が高くてお医者さんにかかっていたのですが、正月に家にあったミカンを食べ続け、その夜、心臓が止まって救急車で運ばれたというのです。幸いにも一命は取り留めたから、当院に来られたわけですが、その後、お医者さんから「指示に従わなければ命の保証はできない」という文言が入った誓約書にサインをさせられたそうです。

この話に付け加えておくと、カリウム濃度が高い人は、今流行の健康食品の「青汁」は絶対禁忌です。患者さんの予診表を見ると、「体に良さそうだから」と思って飲んでいる方がけっこう多いので、カリウムを多く含む青汁は止めるようにお伝えしています。野菜ジュースも、同じ理由で避けたほうがいいでしょう。生野菜や果物も要注意です。

④プリン体の制限

遺伝子ＤＮＡの原材料の一つにプリン体という物質があり、このプリン体が代謝されてできた老廃物が尿酸です。プリン体は食品にも含まれていて、多く摂り過ぎると高尿酸血症や痛風の原因となります。

高尿酸血症は、プリン体や尿酸が体の中でつくられ過ぎたり、腎臓からそれらが十分に排泄できなかったりする場合に発症するので、プリン体の制限が必要なのです。

一般的に尿酸値が上がると痛風を連想されると思いますが、尿酸の結晶は腎臓にも流れていき、腎臓を傷つけて機能を低下させることがわかっています。

したがって、尿酸値が高い場合には薬を処方してもらい、日常でもプリン体の少ないものを摂取するようにしましょう。

この項の最後に、やはり当院に来られた40歳代後半の女性患者さんの例をご紹介しておきます。

その女性患者さんは糖尿病性腎症で、クレアチニン値は6前後でした。このくらいの数値だと、通常1年以内に人工透析でしょう。当院の治療でも、透析開始までの期間を3年程度延ばせるかどうかが現実的なところです。

したがって女性患者さんには当院での治療について、腎不全を治すものではなく体調を整え、透析導入を先延ばしさせるもの（これだけの数値ですと回避は難しくなります）であること、数値に比例したある程度の治療回数が必要であることなどをお話ししました。

すると、女性患者さんは「現在時間が取れないので、自己流で頑張ってみます」と言ってそのまま帰られました。かなり民間療法の知識を持っていて、実践もされていたみたいでした。しかし、その割には食塩やタンパク質の制限に関しては無関心だったことが印象に残りました。

その後、3ヵ月ほど経った頃でしょうか、仕事中に私を指名した電話がかかってきました。件の女性患者さんからでした。

お話を聞くと、道を歩いていて急に意識を失い救急車で運ばれたそうです。検査の結果、クレアチニン値が10を超え、病院から「緊急に透析をしないと生命の保証ができない」と言われ、私にその判断を求めてきたのです。大変驚きましたが、当然「お医者さんの指示に従ってください」と言う以外に答えは存在しません。

実際、クレアチニン値が7や8になっても、条件によっては透析を始めないお医者さんもいらっしゃいます。そんなときの患者さんはみなさん、「体はだるいけど、そんなに悪い気がしない」と言う方です。

確かに、人によってはクレアチニン値が5～6くらいの人でも週に何回も吐いてしまう、体がだるくていつも家にいる、皮膚がチクチクする、アンモニア臭の口臭がするなどさまざまです。しかし、本当に症状が出にくく、しかも早期に対処しなければ死に直結してしまうのが、腎臓病なのです。

当院にも、「透析をするくらいなら、そのまま死んだほうがいい」などと言うとんでもない患者さんがいらっしゃることは事実です。しかし、絶対に無理です。

悪化してくれれば、その体調不良に耐えられなくなるからです。
だからこそ繰り返し述べているように、早い段階で悪化を防ぐ手立てを打つことが重要なのです。

◉実行可能な腎臓病食を続けることが大切

食事の制限は、それぞれの患者さんの病気やステージ、その時々のクレアチニン値などによっても異なります。また通院されている病院のお医者さんによっても考え方の違いがありますが、必ず主治医や病院の栄養士から指導を受けた内容を厳守することが重要です。

ところが実際問題、指導された食事制限をきちんと続けている人が少ないのも事実です。これは、もちろん患者さんの責任が大きいでしょうが、病院によっては管理栄養士とお医者さんの考え方が違っていたり、数値でしか説明しない管理栄養士のマニュアル的な指導の仕方などにも問題があったりします。

とりわけ、独身男性や一人暮らしの高齢者が、食品交換表を見せられて、「これとこれを組み合わせて料理して……」などと言われても、そもそも自分で料理をすること自体ハードルが高く、実行しづらいでしょう。

しかも、毎日の食事でカロリーやタンパク質、塩分量を考慮しながら料理をするのは大変です。献立を考えるだけでもひと苦労なのに、そこに細かな栄養成分までを管理して、まして美味しく作るのはよほどの人でないと続けられませんよね。

したがって、当院ではそのような方でも続けられるように、腎臓病食を提供している会社のカタログを差し上げて参考にしてもらったり、インターネットなどで手軽に入手できる腎臓病用のメニューなどもご紹介したりしています。価格的には割高になるかもしれませんが、ご自分で調理できない環境の方はやむを得ない方法だと思います。

当院においても「一食だけでもこれに代えましょう」と促すと、患者さんのモチベーションもアップし、それだけでも食に対する認識が変わってきます。もちろん、「でも、美味しくないから……」などと言う患者さんに対しては、「〇〇さん、そういうレベルじゃないですよ。自分の生命がかかっているんだから！」と厳しく言うこともあります。

要は、それ以上腎臓を悪化させたくなければ、いかに食事内容を工夫して継続することが重要なのかということを、患者さん自身にしっかり理解してもらうことなのです。

◉日常生活で気をつけたい食事

もっとも昼や仕事上の会食で外食をせざるを得ないサラリーマンになると、事態は深刻です。当院の患者さんでも、現役サラリーマンと専業主婦との比較では、圧倒的にサラリーマンのほうがクレアチニン値のコントロールができていません。

お昼は、できるならば腎臓病食のお弁当を用意するか、低タンパク、低塩分のカップラーメンなどですませるようにすべきです。どうしても外食をしなければならないときは、とにかく塩分の少ないものを選ぶ、汁物は絶対に飲まない、ご飯や麺類は残す、タンパク質は一日の総量で調節する、といった覚悟が必要です。

日常生活における食事について気をつけなければならない点を、次にいくつか挙げておきます。

①飲酒

サラリーマンといえば、飲酒の問題もあります。私はアルコールがダメなのですが、男性患者さんのなかにはかなりお好きな方がいらっしゃいます。少量のアルコールであれば、腎臓へのダメージは少ないと思いますが、問題はその肴、おつまみですね。アルコールに合うものは塩分、タンパク質、プリン体などが多いようです。そこのところがクリアーできれば、少量の飲酒ならいいのではないでしょうか。

そういう意味で腎臓病患者さんにとって一番辛い季節は、忘年会シーズンの12月とお正月ではないでしょうか。クレアチニン値が6以上という高い方は、大体忘年会シーズンの飲食と正月のお節《せち》料理で、透析に移行する方が増えます。

ですから、この時期は腎臓病患者さんにとっては踏ん張りどころです。忘年会はサラリーマンにとって、半分は仕事ですね。ご自分の病気を口にすることはできない方も多いと思います。腎臓病より糖尿病のほうが言いやすいのであれば、「医者に軽い糖尿病と言われて……」などと言って飲食を控える手もあります。ただ、できるならば、なんとか理由をつけて参加しないのがベストです。

とはいえ、お正月は日本人にとっては特別のものです。ただ伝統的なお節料理は、日持ちをよくするため驚くほどの塩分が使用されています。動物性、植物性のタンパク質の宝庫でもあります。

極端ですが、対策には次の二通りの方法があります。

・家族の理解を得て、いつもと同じ食事にする
・腎臓病用のお節料理にする。（今はネットで手配できます）

ここも、やはりあなたの覚悟が試されるところです。

②玄米食

先ほど、「健康にいいもの」として青汁が流行っているが、腎臓病には非常に危険であると指摘しました。玄米菜食についても、同じことがいえます。

当院の患者さんのなかに、父親の腎臓病を心配した娘さんが玄米菜食に切り替えたところ、病状が急激に悪化したという例があります。白米より玄米のほうが健康に良さそうですね。しかも、野菜中心の食事です。

しかし、腎臓病患者さんにとっては大敵なのです。白米であろうと、玄米であろうと、雑穀米であろうと、米類はすべてアミノ酸スコアの低い食品なのです。低タンパク米に勝るものはありません。また、野菜は果物ほどではありませんが、カリウムが豊富なので摂りすぎには注意が必要なのです。

③カロリー摂取

男性患者さんには少ないのですが、女性患者さんのなかに時々いらっしゃるのが、「怖くて何も食べられなくなってしまう」という方です。

これが高じると、「異化作用」を起こして、自分の体の筋肉をエネルギーに変えてしまうという現象が起こります。すると、塩分やタンパク質を摂っていないのにクレアチニン値や尿素窒素(血中尿素に含まれる窒素。腎機能が低下すると、血中に残る)の値が高くなります。アメリカの研究報告では、筋肉が落ちるだけではなく、臓器も小さくなるということです。これでは、機能の低下した腎臓がもっと弱くなってしまいますね。

タンパク質を制限すると、必然的に摂取カロリーが下がります。そうすると体重が減ってきます。急激に体重が減った場合、減っている分のほぼ半分は脂肪、残りの半分は筋肉と思っていいでしょう。

急激な体重減少を避ける方法として、高カロリーの油を勧めるお医者さんもいます。オリーブオイルやMCTオイルを朝食や昼食時に利用して、活動エネルギーを取り入れるのです。

しかし、いきなり切り替えるのは大変なことです。だからこそ、早期の段階（クレアチニン値が2を超えてすぐ）で始めれば、まだ余裕があるので、多少の誘惑に負けても取り返しがつくのです。

もしご家族のなかに腎臓病患者さんが出てしまったら、少しずつでもいいですから、患者さんに合わせご家族全員同じ食事をするようにしてあげてください。みなさんのためでもあるからです。減塩生活は、百の利があって、一つの害もありません。

◉アミノ酸スコアの高い良質なタンパク質の摂取

ところで、いくら制限しろといっても、ゼロにはできない栄養成分があります。その代表格はタンパク質でしょう。

タンパク質を摂り過ぎると、分解のプロセスで窒素が出てきてそれが腎臓に良くないわけですが、とはいえどんなに末期の腎不全でも、血液や筋肉を維持していくにはタンパク質が必要です。

では、一体どのようなタンパク質を摂ればいいかということになります。タンパク質にはアミノ酸スコアというのがあって、これは食品に含まれる必須アミノ酸のバランスを数値化したもので、１００点に近ければ近いほど「良質のタンパク質」になります。

腎機能が低下している人は、このアミノ酸スコアが高い良質のタンパクを摂ることが極めて重要です。

肉や魚は、アミノ酸スコアが１００点です。ご飯にもタンパク質が含まれていますが、普通のご飯（白米）はスコアが50～60点。要するに、点数が低いものほど必須アミノ酸が少なく、無駄なカスが多いということです。

したがって、タンパク質を制限しなければいけない患者さんの場合、タンパク質は全部アミノ酸スコア１００のものを摂るようにして、点数が低いものは一切

主な食材のアミノ酸スコア

食品	アミノ酸スコア
肉 （豚、牛、鶏、豚・鶏レバー）	100
魚 （アジ、アナゴ、アマダイ、 アユ、イワシ、カツオ、カレイ、 キス、キンメダイ、サケ、ブリ、 フグなど）	100
鰹節	100
牛乳	100
鶏卵	100
大豆	100
プロセスチーズ	91
サトイモ	84
ブロッコリー	80
ジャガイモ	73
精白米	61
リンゴ	56
キャベツ	53
トマト	51

＊各種資料から作成

摂らなければいいわけです。そのためには、低タンパク米や低タンパクのパンを摂り、タンパク質は肉、魚、卵を6割、あと4割は植物性の納豆や豆腐を摂るようにすればいいでしょう。

タンパク質を制限されているからといって、良質のタンパクも一切摂らないままアミノ酸不足になり、その結果、筋肉がどんどん落ちてしまっている患者さんも少なくありません。先ほども述べましたが、特に女性の患者さんは食事を制限されると、怖くて何も食べられなくなる。そうすると、短期間で5キロ、10キロと体重が急激に落ちていき、検査数値も悪くなってしまう――。これは「異化作用」といって、タンパク（アミノ酸）不足になると自分の筋肉を溶かしてエネルギーに変えていくからなのです。

実は筋肉が落ちるということは、臓器も小さくなっていて、それだけ当該臓器にかかる負担も増している。ということは、そもそも腎機能が低下している人は、間違った食事制限によってさらにその機能が弱くなってしまう、そんな事例が少なくないのです。

これはダイエットの弊害とも重なるのですが、この点をお医者さんや栄養士さんもちゃんと説明していないのが非常に問題です。私の場合、若い頃から格闘技をやっていたので、体を鍛えながら栄養学を学び、筋肉と栄養の関係について体験的にわかっているので、このアミノ酸スコアの話を患者さんにも説明するようにしています。

◉ぜひ取り入れてほしい「24時間蓄尿検査」

大事なのはタンパク質のアミノ酸スコアの問題であって、確かに食べ過ぎも良くないけれど、「食べなさ過ぎ」も良くないということはご理解いただけたと思います。

確かに糖尿病の食事なら、カロリーを制限して体重を落として痩せればいいのですが、腎臓病になると筋肉が落ちて痩せ過ぎ、かえって数値が悪くなるという事態に陥ります。ですから、カロリーは落としてはダメで、この点が糖尿病とは違います。

当院では患者さんに、「朝と昼はなるべく油ものでカロリーのあるものを食べ、夜に良質のタンパク質を多めに摂るように」と指導しています。

そして加えて、できる限り「24時間蓄尿検査」で適切な食事療法を行ってくれる医療機関を選ぶことをお勧めしています。蓄尿検査をすることで、尿タンパク量だけでなく、尿の成分から一日に食べたタンパク質の量や塩分、カリウム、リンなどの量も知ることができ、適切な食事療法が行われているかどうかや、腎臓の詳しい機能（状態）を知ることができるからです。

ただ、当院の患者さんでも、お医者さんで蓄尿検査を受けている方は1割程度です。残念ながら、蓄尿検査を実施している医療機関はまだまだ少ないというのが現状です。

◉効果のある人とない人では、ここが違う

自分で意識を変えれば、期間はわかりませんが、人工透析を先延ばしすることができます。回避できる可能性もあります。日常生活の負担を少なくすることで、機能が衰えている状態で頑張っている腎臓を守ってあげてはどうでしょうか。

腎臓の機能が少しでも回復すれば、心も前向きになってＱＯＬ（生活の質）も向上し、負の循環から正の循環へと変わっていき、むやみに透析を怖れる必要もなくなるでしょう。

後述する腎臓に効果的な「小松式高麗手指鍼」による治療とあわせて、患者さん自身の生活改善が強く望まれます。わかりやすく言えば、当院の治療は、今倒れそうになっている人や、倒れてすぐの人に「栄養剤」を与えているようなものです。適切な食事療法、十分な睡眠、過労を避ける、そして適度な栄養（当院の

治療）を与えることによって、ご自身の腎臓をできるだけ長く守ってあげていただきたいと思うのです。

食事制限は辛いからと言って、食事内容を改めずに生命を削ってしまっては、元も子もないのではないでしょうか。クレアチニン値が2を超えるまでに5年から10年かかったとしても、2を超えれば食事療法を実践していても、ほぼ6年以内にクレアチニン値が8にまで達して人工透析に移行せざるを得なくなってしまいます。

3を超えると、約2年しか猶予期間はありません。しかも、食事制限をしなければその期間はどんどん短縮されてしまいます。

以前、食事制限の指導をした患者さんから、「こんなこと、本当にできるんですか？」と逆切れされたことがありました。そこで、腎臓病の治療に本気で取り組む以上、自分でもどこまでできるものかなと思い、意を決し普通の食事を週に2回だけにして、それ以外は栄養補助食品や低糖質のものだけにする食事制限を実行しました。

運動も続けながら、自分の体をつくり直す覚悟で始めたところ、24ヵ月後には当時97キロあった体重が20キロ落ち、ウエストも106センチから80センチになって、服を総替えしなくてはいけないほど痩せることができました。それ以来、ウエイトトレーニングに目覚めて困っているくらいですが、その時の経験で、それまでいかに自分が食べ過ぎだったか、身をもって実感できました。

普通は、年齢を重ねるほど粗食になっていくものですが、今は60歳を過ぎている患者さんでも、食べ過ぎている人がほとんどです。そういう人ほど「人間、食わなきゃ死ぬ」と言いますが、腎臓病の場合はまったく逆で、実際には「食べ過ぎて死ぬ」確率が極めて高いのです。

食べ過ぎが体に悪いことは、自分で実践したからこそ心底そう思うと同時に、治療成績の良い人ほど、食事制限をちゃんと守っているという事実があるのです。

食事内容はそのままで、それで最終的に透析になっても、「どうせ違う病気か寿命で死ぬから」と考えるのも、ご本人の自由でしょう。特にサラリーマンの男性などは、取引先に腎不全とは言えず、接待などで酒食を勧められると断れない、そんな難しい面もあるでしょう。

しかし、それでもこれだけはしっかりと頭に入れておいていただきたいと思うのが、治療効果がある人とない人、つまり腎機能の回復を持続できる人と、せっかく回復傾向にあっても急激に悪化してしまう人とのもっとも大きな違いは、ちゃんと食事制限をしているか否か、ということです。

要するに、暴飲暴食を続けている限り、いくら治療をしてもその効果は相殺され、結果的に腎機能は低下してしまうのです。

クレアチニン値2、3の人が、あることがきっかけで急に6くらいになると、「何も変わったことをしてないのに……」などとよくボヤきます。しかしそうではなく、特に変わったことをしなくても、腎臓に許容量がないから放っておけば必ず上がるのです。

【ちょっと一言！②】

良い主治医の見つけ方

腎臓内科の先生から見れば、「なにを鍼灸師のくせに」と思われる方が大半だと思います。しかし、私のところに来られる患者さんとお話をして、「なぜこんなことも説明されないのか？」「なんでもっと早い段階（数値の低い段階、クレアチニン値2台）で、徹底的な食事指導をしないのか！」と思うことが、たびたびあります。

僭越ながら、鍼灸師として「後悔しないための主治医の探し方」を公開したいと思います。

①クレアチニン値2になった場合、統計的にあと何年で透析導入になるかを説明してくださるところを選ぶ。

②クレアチニン値だけではなく、ほかの数値も詳しく説明してくださるところ

を選ぶ。

尿素窒素、カリウム、貧血、尿酸などが低くなったり、高くなったりすると腎臓にどういう影響が出るのかということを説明してくださるところです。腎性貧血になった場合、鉄分を多く摂っても改善しないことくらいは説明してくれる先生です。

③クレアチニンの数値だけではなく、eGFRを使い、残りの腎臓の機能をはっきりと説明してくださるところを選ぶ。

④畜尿検査を必ず実施しているところ選ぶ。

なぜか、病院によってまちまちです。私のところに来ている患者さんだけ見ると、1割にも満たないです。これがないと、本当に摂取しているタンパク質の量と、塩分の量はわかりません。

⑤クレアチニン値が2を超した段階で、厳格な食事指導をしているところを選ぶ。

私のところに来られた患者さんのなかには、クレアチニンが上がってきたので心配になって「そろそろ低タンパク米を摂ったほうがいいですか?」と聞かれたところ、「そんなものはまだ必要ない!」「私が治してあげる」と言って、とことん悪化した方がいました。何を考えているのでしょうか?

その患者さんが実行できるか、できないかは医師が判断することではありません。患者さんに、本当の情報を伝えることが医師の使命だと思います。

日本の場合、国民皆保険制度のため、医療をサービス業とは言い切れませんが、やはり患者さんには正しい情報を受け取り、正しい「標準治療」を受ける権利があると思います。

第3章

透析を回避したいなら、守らなければならないこと

生活編

◉お医者さんが説明しない筋トレの重要な注意点

運動は食事と同様、腎臓病患者さんにとって重要な問題です。腎臓病患者さんが適度な運動をすることで、体力の低下を防いで死亡率を減らしたり、人工透析を必要としないですむ効果があったりすることなどが報告されるようになり、一部の運動療法（リハビリテーション）が公的医療保険の対象にもなっています。

一般的に勧められているのは、有酸素運動とレジスタンストレーニング（筋力トレーニング）、またはそれらを組み合わせたプログラムです。

ところが筋トレの場合、筋肉痛が出るほどやってしまうとまったく逆効果で、これもほとんどのお医者さんが言わない、とても重要な注意事項の一つです。

筋肉痛が出るのは、筋繊維が切れるからで、その痛みは白血球からブラジキニンやプロスタグランジンなどの発痛物質が放出されることによって生じるわけですが、その発痛物質が腎臓に溜まって腎機能を急激に悪化させる危険性があるのです。

このことに私が気づいたのは、私自身がさまざまな格闘技のトレーニングを重ねてきたなかで、相手の体を拳で直接殴ったり蹴ったりする実践空手をしていた選手が、ボコボコに殴られた後で急性腎不全になったのを見たのがきっかけでした。

これは「クラッシュシンドローム（症候群）」と呼ばれる症状と同じで、筋肉が圧迫されて細胞が障害・壊死を起こし、それにともなってミオグロビンというタンパク質やカリウムなどの物質が血中に混じり、毒性の高い物質が腎臓に蓄積されます。このクラッシュシンドロームは、阪神淡路大震災のときに注目されました。

震災時に瓦礫など重い物に長時間体が挟まれ、その後圧迫から解放されたときに起こる症状で、その際、毒素が急激に全身に回り、心臓の機能を悪化させて死に至ったり、一命を取り留めたりしたとしても腎臓がダメージを受け、その結果、腎不全で亡くなるというケースがあったのです。

このように殴打や下敷きなど筋肉の圧迫によって腎不全にまで至る可能性があり、当院の患者さんのなかにもボート漕ぎをやって一気に悪くなったとか、ダイエットをしようとジムで筋トレをしたらクレアチニン値が跳ね上がったなどというケースがあります。

こうした話は医学の教科書には載っていないので、お医者さんは説明してくれません。

◉「適度な」とはどの程度の運動なのか

では、前項で触れた「適度な」というのは、どの程度の運動のことをいうのでしょうか。素人には、「適度」の範囲がわかりません。

例えば、よく聞かれるのがゴルフです。私はやらないのでゴルフがどの程度の運動量かわかりませんが、当院の患者さんのデータを見るとクレアチニン値1台まではほぼ影響がないと思われます。ただこれも主治医の先生に指導してもらっていただきたいのですが、もし3を超えてもドクターストップがかからないようであれば、自主的に控えたほうがいいでしょう。

私が適度な運動としてお勧めしている方法は、有酸素運動の「軽いウオーキング」です。目安は一日15～30分程度、歩数にしたら1500～2500歩。やったとしても一日2回、汗をかかないぐらいのペースでゆったりと歩くのがいいでしょう。

ある患者さんは、「健康に良いから」と万歩計をつけて毎日歩いていたのですが、結局そのせいでクレアチニン値が上昇し続けてしまいました。

高齢者の方だったら気功や太極拳、女性ならヨガもいいかもしれませんね。

また、夏場は汗をかいてクレアチニン値が上がるため、暑い日にはウオーキングなどは控えるようにします。同じ意味で、サウナは絶対ダメです。大量に汗をかくと体内の水分が急激に失われ、水分の調節役である腎臓の負担が増えますので、腎機能が低下している人にとっては禁忌事項なのです。

こうした点も、お医者さんはあまり説明してくれません。その結果、熱いお風呂に入って病状を悪化させてしまったという患者さんは何人もいます。例えば、当院で治療をして尿タンパクや血尿も落ち着いていたにもかかわらず、岩盤浴に行った途端に病状が悪化してしまった若い女性患者さんがいました。

これを機に、当院では「強制的に発汗を促すようなことは、すべてやめましょう」とご説明するようにしています。ですから、前述したヨガでも、ホットヨガは避けてもらっています。

◉寝不足や過労にも注意が必要

さらに大事な生活習慣が、「十分な睡眠」と「過労を避ける」ことです。

まず、睡眠を考えてみましょう。なるべく腎臓を休めるために、最低でも6時間くらいは眠ることが大切で、睡眠時間が6時間を割ってしまうと当院での治療成績も悪くなっています。

当院で1ヵ月ほど治療を続けた患者さんが、病院の検査表を持ってこられ、「クレアチニン値だけが下がってないんだが……」と不満気におっしゃいました。確かに尿素窒素値も尿酸値も、血圧も安定してきているのに、です。

そこでいろいろお話を聞くと、患者さんの睡眠時間が極端に短いことがわかりました。平均4時間弱、毎日明け方には目を覚まし、目が覚めると早々に起き出しているそうです。

「どうしても眠れないときは、布団の中で本を読んだり、ラジオでも聞いてじっと休んでいられませんか?」

そう、思わずお話ししました。以来、ご高齢で同様に早く目を覚ましてしまう患者さんにも、同じことを申し上げています。

これも当院の患者さんですが、クレアチニン値が10を超える若い男性の方がいました。何回か治療をしてクレアチニン値が落ち着いてきた頃、診察に現れた彼の顔を見ると、非常にむくんでいるのに気づきました。聞くと、会社の仕事で徹夜が続いていたとのこと。その後、数値が一気に高くなってしまいました。

こうした場合、私は、できるのであれば職場の配置換えか転職をお勧めしています。現実問題、クレアチニン値が高くなってくれば、そうした勤務体制もそう長くは続けられるはずがありません。人工透析になってから行動を起こすより、少しでも早く行動を起こしたほうが、透析も遅延できるはずです。

また、腎機能が低下している人は睡眠の質が乱れやすいので、夜の寝付きが悪かったり、すぐに目が覚めたりすることがあります。ですから昼寝や、眠くなったらちょっと時間を取って休憩するなどして、こまめに睡眠時間を取ることが大事です。

さらに食べ物が体内にあると、腎臓は睡眠中も水分や塩分の調整をしなければならず、それだけ負担がかかることになります。腎臓を休ませるためには、寝る2～4時間前は何も食べないようにすることも心がける必要があります。

腎機能の低下を防ぐためには、体を温めて腎臓への血流を良くしておくのも大切なことです。就寝前には入浴など（半身浴や足浴だけでも）で体を温め、寝床に就いてください。ただし前述のように、サウナや岩盤浴は絶対に避けるべきことは言うまでもありません。

また、疲れたらすぐにソファに横になる。これも腎臓への血流を良くし、疲労を回復させます。くれぐれも無理は禁物です。

【ちょっと一言！③】

腎臓病と仕事

さまざまな患者さんを診てきて感じるのは、腎不全と仕事の間には無視できない関係があるということです。

当院の治療成績を見ると、有職者より無職の方、体を使う仕事よりもデスクワークの方のほうが、クレアチニン値が降下、もしくは安定しやすいようです。クレアチニン値が2を超えた場合、屋外でのお仕事ならば屋内に、体を使う仕事ならデスクワークに、夜勤をしているならできるだけ日勤に切り替えて、腎臓の負担を軽減してください。

「そんな簡単にはいかない」とおっしゃると思いますが、もし透析になってしまうと、過酷な肉体労働自体、時間的にも肉体的にもできなくなってしまうのです。だったら無理は承知で、数値の低いうちの転職を考えられることをお勧めします。

◉腎臓病に漢方薬は悪影響を及ぼす

もう一つ、患者さんによく見られる好ましくない生活事例を挙げておきます。それは、一部の漢方薬やハーブティーに含まれている成分が腎臓に害を及ぼすことを知らないまま、それを飲んでいる方が多いことです。治療効果が期待できないばかりか、腎機能が急激に低下してしまうことがあります。

基本的に、腎臓に効く漢方薬は存在しません。それどころか、中国製の漢方薬のなかには腎不全をつくる漢方薬があって、今は輸入禁止になっているものが4種類もあります。

例えば日本をはじめ世界中で、アリストロキア酸という成分を含んだ漢方薬を飲んで腎不全になった患者さんがたくさん出現したことがありました。これは「チャイニーズハーブ腎症」と呼ばれ、このアリストロキア酸は腎臓を傷害して慢性腎不全をひき起こすばかりか、細胞のＤＮＡを傷害して尿路のがんを招く非常に怖い物質です。

ほかにも、カンゾウ（甘草）が含まれる漢方薬を長期的に服用している場合は、カンゾウに含まれるグリチルリチンがホルモン量の調節を妨げて、必要以上の塩分を腎臓で再吸収してしまい、その結果、高血圧を引き起こすことがあります。

当院でも、クレアチニン値10の女性患者さんが、治療をしていたらむくみが出てきたので、聞いてみると、ある漢方薬を飲んでいました。さっそくその成分を調べてみると、腎臓に良くない植物成分が入っていました。しかもその薬局は問題があるところで、副作用やリスクの説明もしていなかったため、その患者さんは単純に血流が良くなると思って飲んでいたというのです。それが原因で、一気にクレアチニン値が悪くなってしまったのです。

こうした場合は、必ず主治医の指導に従ってください。

【ちょっと一言！④】
クレアチニン値による生活法

●クレアチニン値0～1台

糸球体腎炎などの初期の場合、糖尿病性腎症、多発性嚢胞腎でも専門医の指導によって寛解できるレベルですので、信頼できる先生を見つけて言われたことは守りましょう。

●クレアチニン値2台

ある若い患者さんから聞いた話ですが、その方はクレアチニン値が2台で入院し、同室の方も同じくらいの値だったそうですが、退院後も暴飲暴食を続け、ほぼ1年後には人工透析に移行したそうです。

しかし、当院に通院されている方のなかには、2年、3年、4年と通われて数値に変動のない方も多数いらっしゃいます。睡眠不足と過労を避け、食事の指導をしっかりと守る。これにより、透析までの距離はいくらでも延ばせると思います。

●クレアチニン値3〜4台

クレアチニン値2台の生活をそのまま続けていけば、確実に上昇していきます。ここまで上がってしまうと、本気で治療に取り組まないと、一気に急上昇してしまいます。

食事はできる限り腎臓病食に切り替えましょう。外食はできるだけ控えて、最悪でも少し残す習慣を身に付けてください。風邪を引いたり、仕事で無理をしたりすると、そのまま数値に跳ね返ってくる段階です。

●クレアチニン値5〜6台

ここまでくると、わずかなことでクレアチニン値が跳ね上がることがあります。たった1回の暴飲暴食、たった1回の旅行、風邪による発熱、軽い食中毒、脱水、過労などです。

ある程度の準備（血液透析、腹膜透析、腎移植などの選択）が必要になってきます。

●クレアチニン値6以上

基本的に、この段階では通常の社会生活を送ること自体無理があると思います。しかし、ほとんどの方は自覚症状がありません。

年齢や基礎疾患によっては、透析に移行する方もいます。当院でも、クレアチニン値7・8で来院された患者さんがなんとか7年間透析を遅延したことがありますが、この段階で来られた場合には、透析まで半年と言われたのを1年、2年と先延ばしにできるようにするのが、治療目標になります。回避ではなく、遅延です。

当然、場合によっては、シャントの準備が必要になってくると思います。

ただ当院の治療ででも、クレアチニン値が高い方の場合ほど、下がる数値も大きくなります。すると、大きく下がった方ほど気を許して、食事制限の甘さが出るようです。「上がっても鍼治療をすれば、また下がるだろう」と思っているのだと思います。

そうすると、必ずリバウンドします。そしてリバウンドした場合、ほとんど二度と下がることはありません。

第4章

「高麗手指鍼」なら、あなたの闘いをバックアップできる

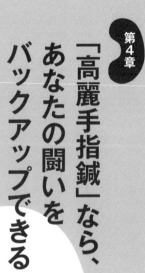

◉苦しい「食事制限」を支える「高麗手指鍼」

これまで、慢性腎炎や慢性腎不全の患者さんなら絶対に守らなければならない「食事制限」や、「十分な睡眠」「過労を避ける」、さらに「適度な運動」などといった生活習慣の改善について述べてきました。それは、一度始めたら生命にワクをはめてしまうことになる「人工透析」を回避、あるいは可能な限り先延ばしするためにほかなりません。その重要性・必要性については、十分ご理解いただけたのではないかと思います。

ただ、私は鍼灸師です。当院に来られる患者さん方が私のこうした指導を受けられる大前提になっているのは、腎臓病に対する鍼灸治療の存在です。「はじめに」や「序章」、そのほかの章でも簡単に触れましたが、私が取り組んでいる、食事制限・生活改善の指導を含めた鍼灸治療は、腎機能の改善に確かな効果を上げています。

「食事制限・生活改善」と言えば簡単に聞こえますが、実際にやらなければならない患者さんたちにとっては大変な決意と努力を必要とします。そんな患者さんたちに病状が改善していると実感していただき、苦しくても取り組みを続けていただくためのサポートになるのが、当院で行っている鍼灸治療「高麗手指鍼」だとお考えください。

鍼と聞くと、ほとんどの人が一般的な中国鍼を連想されると思いますが、この高麗手指鍼（以下、文脈に応じて手指鍼と記載）は頭に高麗と付くことからもわかるように韓国が発祥の地で、韓国の柳泰佑先生（現・高麗手指鍼療法学会会長）が創始したまったく独自の療法です。

これは全身にある経絡や経穴（ツボ）が手にもすべて集中して存在し、手のツボを刺激することで内臓の機能や気の流れが改善し、全身治療ができるということを創始者が偶然発見したことから生まれました。

図にあるように、両手の手掌・手背（甲）・手指に、全身すべての器官（臓器）と十四経絡（十四気脈）、３４５の経穴（気穴）が縮図化して存在していることから、その病変に対応した手指に鍼や灸で弱い刺激を与えることによって自己治癒力を引き出して、健康維持や病気を改善しようとするのが高麗手指鍼治療です。

この画期的な治療法は、今から40年以上前、１９７５年に柳会長が韓国とほぼ同時に日本でも発表されました。そのため、日本でも「手のツボ療法」として紹介されたこともありましたが、長い間ずっと日の目を見ることはなかったために、初めてこの名称を目にされた方々が多いのではないかと思います。

日本では現在、高麗手指鍼による治療（施術）を行っている臨床家はごく少数です。なぜなら、国内外を問わず、世界的に見ても従来型の鍼灸が圧倒的に主流なので、手指鍼の存在そのものがほとんど知られていないからです。

では、そんなマイナーな高麗手指鍼をなぜ私がマスターしようと思ったのかというと、恥ずかしながら直接的な理由としては、従来の鍼灸だけでは治療院としての生計が成り立たなかったからです。

昔と違って今は、鍼灸師の国家資格を取得して開業したとしても、安定した経営が約束されているわけではありません。ご多分に漏れず、私の場合も鍼灸師と

高麗手指鍼の相応図〈I〉

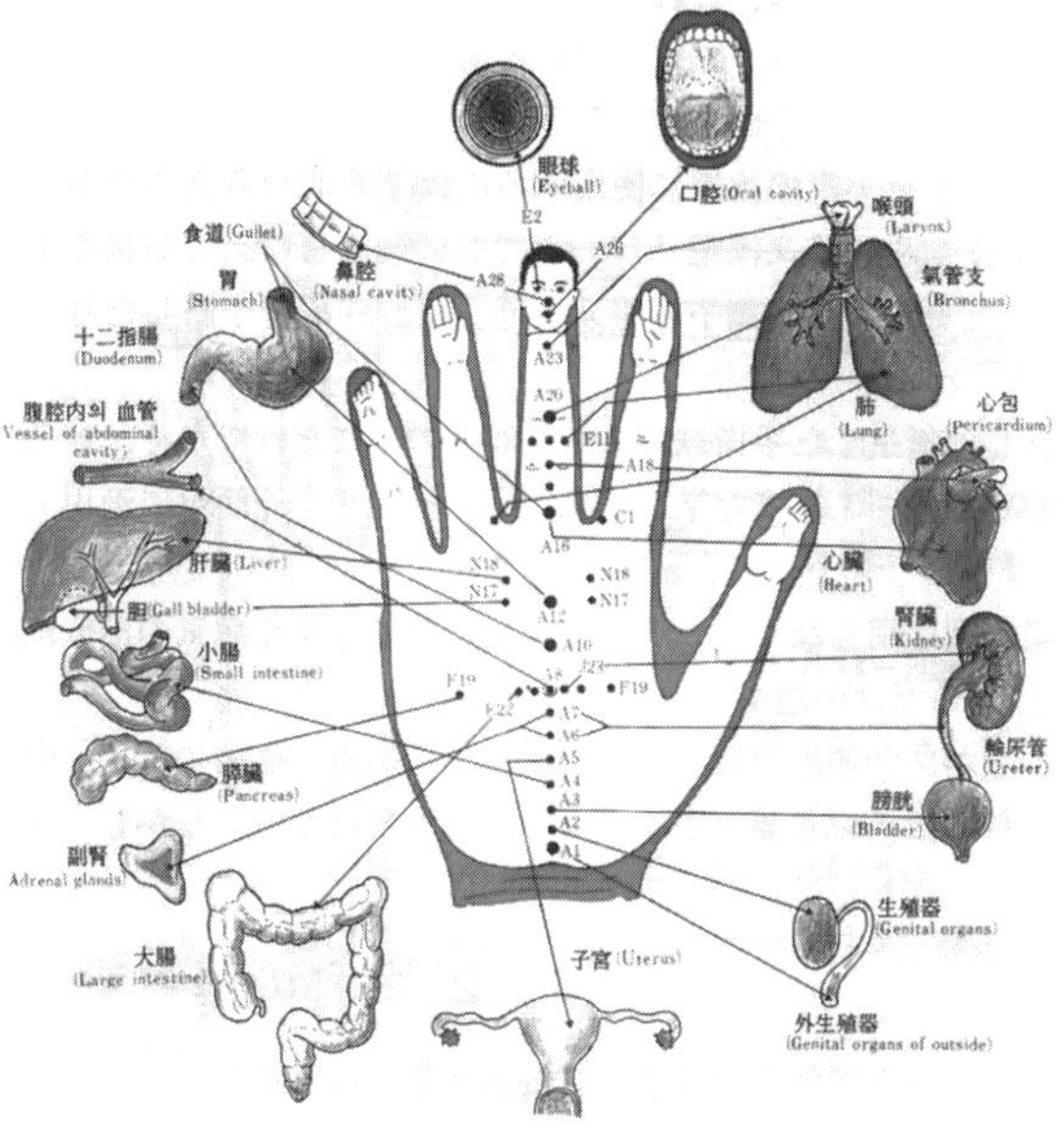

両手の手のひら、甲、指には、全身すべての器官（ 臓器 ）と人体を流注する十四経絡（十四気脈と呼ぶ）·345 の経穴（気穴と呼ぶ）が縮図化して存在する。それを図示したのが上図だ。それぞれの病変に対応した手指に極細い鍼や灸で弱い刺激を与え、自己治癒力を引き出すのが高麗手指鍼である。腎臓病に関しては、機能が低下している腎臓と同じ側の手のひらのほぼ中央にツボがあるが、どちらの腎臓が機能低下を起こしているか見極めるのは難しいため、両手のツボに鍼を打つことになる。

＊図は柳泰佑『高麗手指鍼講座』より

して続けていくか、それともまったく別の職種に転職をすべきか迷ったほどです。

そんな折り、高麗手指鍼の普及と発展を目的とした道鉉研究会を主宰されていた金成萬先生に出会い、この高麗手指鍼の技術の素晴らしさに感銘を受けて、金先生に師事することになりました。

【ちょっと一言！⑤】

腎臓病治療に当たってのスタンス

鍼灸師の私がいうのもおかしな話ですが、世の中には理解不能な治療を売り物にしている民間療法士も少なくありません。例えば、西洋薬は良くないからと「服用している薬はやめなさい」と指示するところもあります。これは大変危険なことです。

当院では、腎臓病患者さんの治療に当たっては次のようなスタンスが大切だと考え、実行しています。

①まず、腎臓病の標準治療を受けていること。腎臓内科に通院していること。通院されていない患者さんに対しては、治療を行わない。

②食事療法を厳守してもらう（食事制限を守らなければ、透析の回避はおろか、遅延も不可能）。

③服薬は医師の指示に従ってもらい、自分勝手にやめたり、減らしたりさせない。

④腎不全を治すことが目的ではなく、主治医の治療・指導と食事療法、生活習慣の改善、高麗手指鍼の施術などを組み合わせることにより、人工透析を1年、5年、10年と遅延させることを目的とする（実際に導入になったら、次の段階の治療目的を設定する）。

⑤主治医からシャントを作るように言われたり、透析導入に踏み切る段階にきた旨伝えられたりしたら、その指示に従ってもらう。

お医者さんの指示を無視された場合には、当院での治療もお断りさせていただいています。

◉アプローチは手指に限定

高麗手指鍼と一般的な鍼灸とは何が違うのかと言えば、もっとも大きな違いは、アプローチするポイントが体全体ではなく、文字通り「手指」に限られている点です。

一般的な鍼灸では、全身に点在している気の通り道である経絡やツボに対して鍼やお灸で刺激を与えていくのに対して、高麗手指鍼では、すべての経絡や経穴が集中している手のツボだけに刺激を加えていきます。

高麗手指鍼では、それぞれのツボと対応しているすべての臓器（五臓）や神経、症状などとの関係について、任脈《にんみゃく》・督脈《とくみゃく》を基準に人体を左右にわけ、診断も治療も別々に行うなど独自の体系が構築されているからです。

手に刺す鍼自体も中国鍼とは違ってとても細く小さく、お灸も良質なよもぎと特殊な鉱石を組み合わせたものを用います。

一般的な鍼灸では、例えば腎臓のツボに問題があった場合、腎臓が炎症を起こしていて悪いのか、それとも血流が悪くて機能が低下しているのかがわからないままツボ刺激を行うのに対して、高麗手指鍼ではその根本原因を読み取ったうえで適切にツボ刺激を行います。

また、一般的な鍼灸では、血圧の高い人は下げることはできても、血圧の低い人は上げることはできません。それに対して高麗手指鍼は、血圧を下げることも上げることもでき、通常の鍼がまったく届かない部位（深部）に対しても作用します。

高麗手指鍼の相応図〈Ⅱ〉

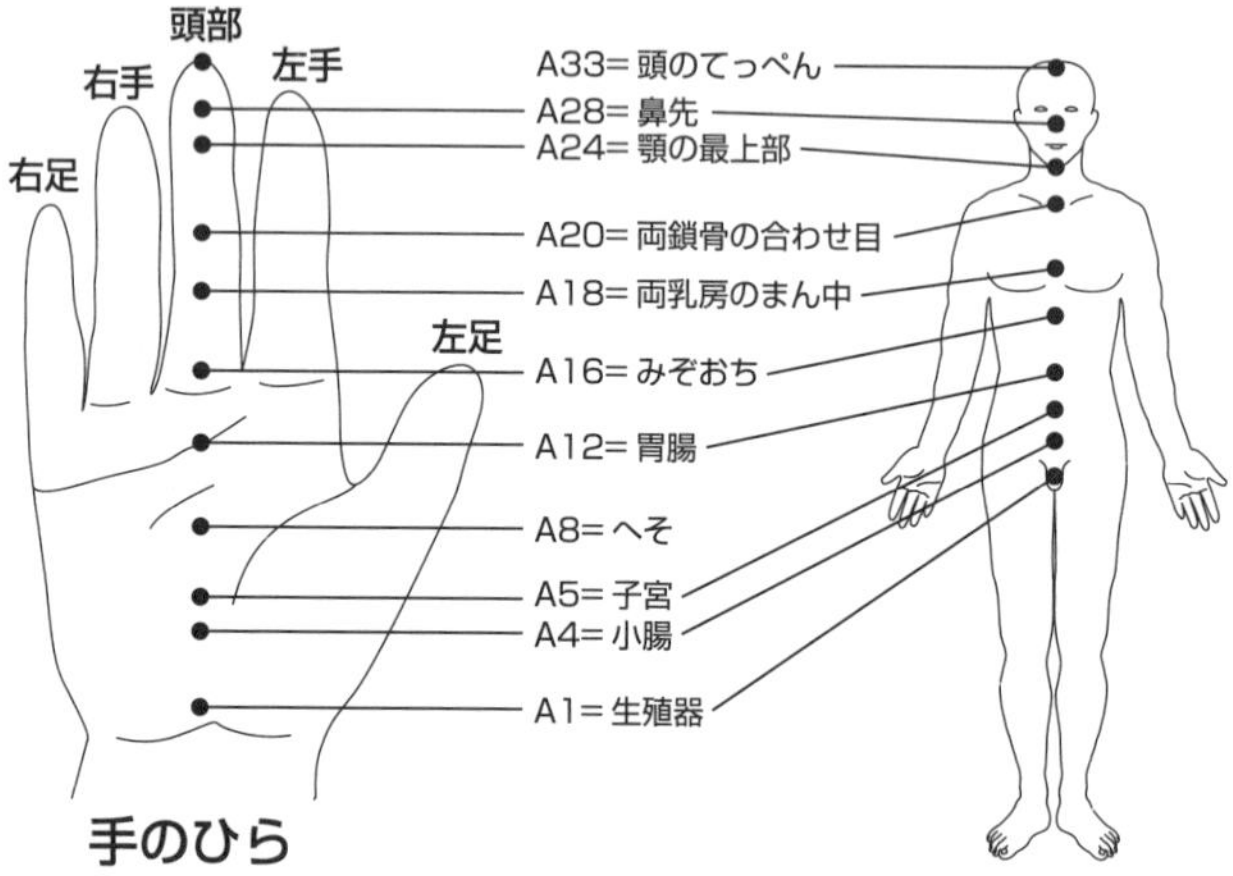

手のひら

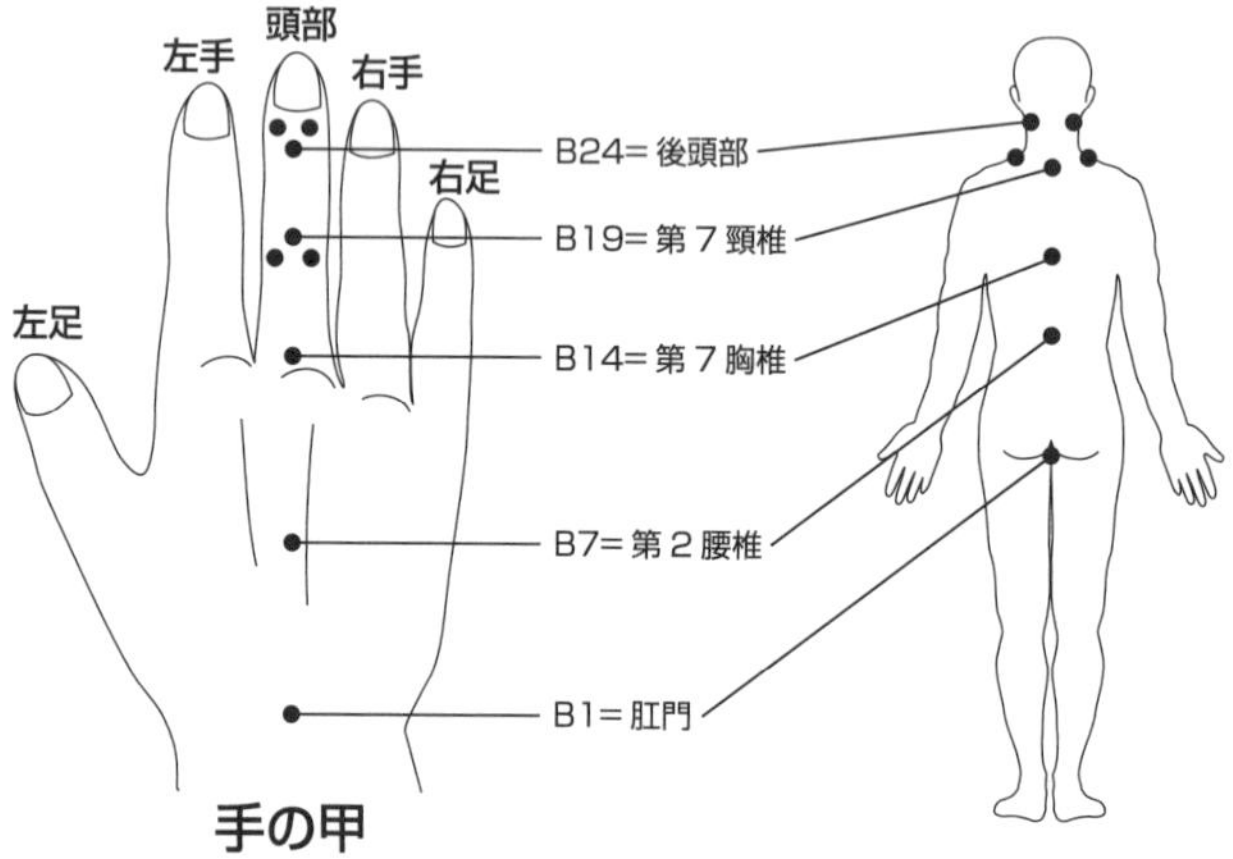

手の甲

手へのアプローチだけで縦横無尽の治療ができることから全体療法が可能で、特に神経性疾患、疼痛の解消、慢性的な内臓疾患などに効果があります。例えば、一般的な鍼を腎臓のツボ（肋骨の先端部分）に刺した場合、3、4割は良くなったとしてもそれ以上は難しい。しかし、手の腎臓のツボに鍼を刺すことによって、その効果は格段にアップします。

したがって、手指鍼によって腎機能を高めることはもちろん、糖尿病の原因となる膵臓にも働きかけてインスリンの分泌を促すことができるのです。

◉一般的な体鍼と高麗手指鍼ではこれだけ違う！

少し専門的に説明すると、経絡治療に用いる中国鍼やパルス等の体に刺す鍼は、すべて「体鍼」と呼ばれます。高麗手指鍼と一般的な体鍼を比較した場合、高麗手指鍼には次のような特徴があります。

①治療肢位を問わない

患者さんが立っている状態でも、座っている状態でも、寝ている状態でも治療ができ、それゆえ置鍼中でも物理療法や体鍼との併用が可能です。

②治療部位はすべて手指のみ

鍼を刺すのは手指だけなので、衣服を脱がなくてもＯＫ、全疾患に対応できます。例えば、子宮や膀胱の治療点は手掌の近位部です。

③医療過誤が起きない

体鍼の場合、鍼が折れて体内に留置される折鍼や、胸腔内に空気が入ってしまう気胸などの医療ミスが起きるリスクがありますが、高麗手指鍼の場合、それはあり得ません。

④禁忌疾患がない

一般的な鍼灸治療は、急性伝染病、急性腹症、重篤な心疾患、悪性腫瘍、血友病、壊血病、紫斑病、免疫不全症、肺炎など高熱を発する疾患、血圧が著しく高いとき、あるいは低いときなどの禁忌の疾患や症状があります。

対して高麗手指鍼の場合、治る、治らないは別として、治療不可能な病気は存在しません。どんな病気でも治療が可能で、禁忌疾患や副作用もありません。

また高麗手指鍼の効果については、その作用の一部が科学的にも明らかになっています。例えば手のツボに刺激を与えると、関連部位の血流が良くなって温度が上がることが確認されているのです。

この研究を行ったのは日本の谷津三雄医学博士で、手のツボと臓器の関連を確認するためにサーモグラフィーを使ってお灸の効果を調べたものです。このサーモグラフィーを見れば、手と患部が関連していることがはっきりとわかります。

ここで重要なポイントは、患部に直接お灸をした場合には、このような温度変化を起こすのは不可能だということです。手の甲は腰に対応しているため、手の甲にお灸をすえて30分後には腰から背中にかけて血流量が増えているのがわかります。

サーモグラフィーを見ると、手のひらとお腹の関連で、30分後の変化は一目でわかります。いくらお腹にお灸をすえても、皮膚がやけどを起こすだけで、内臓自体の温度が変化することはありません。

しかも、手指鍼はお灸よりもはるかに速く、強く、腹部に作用します。だからこそ、腎臓にも効果的に働きかけられるのです。

【ちょっと一言！⑥】

高麗手指鍼施術の主な流れ

ここで、当院の治療の手順について、簡単にお伝えしておきましょう。1回の治療に要する時間は90分程度です。

①予診表への記入

まず、患者さんに「予診表」に記入してもらいます。予診（問診）表には、既往歴や家族歴、現在の症状、透析や移植の有無、食事内容、運動などのほか、現在服用している薬やサプリメントなどを記入する欄があります。

次に、当院の治療法についてあらかじめご理解いただくために、過去に高麗手指鍼がテレビで紹介されたものをご覧いただきます（10分程度）。

②問診

個室で15分程度お話をお聞きし、持ってきていただいた検査データ等に基づいて適切な治療計画を立てます。

なお、初診時の治療は、極端な空腹や食後すぐは避けていただいています。

③治療

最初に特殊な検査法（入江フィンガーテスト）によって、現在の腎臓の状態をはじめ体の状態を見極め、診断をしたうえで、手指のツボに鍼を刺していきます。所要時間は約15分で、6歳、7歳の子供でも我慢ができる程度のものです。

刺し終わったら、30分間リクライニングチェアで効果を高めていただきます。

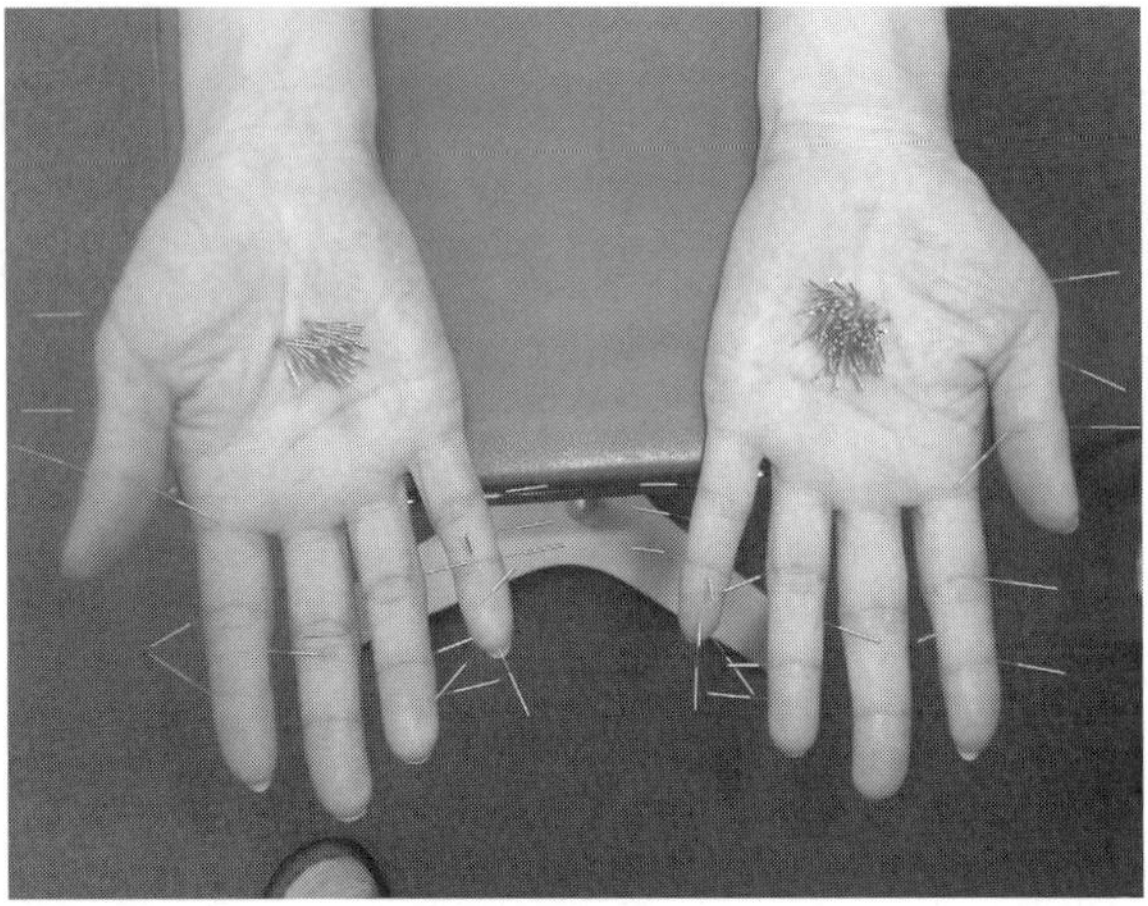
腎臓に関する手のツボに高麗手指鍼を打ったところ

次に鍼を抜き取って、ご自宅でできるお灸をお渡しし、跡の付かない、熱くないお灸の仕方をスタッフがお教えします。これで治療は終了です。

④治療後

治療後は、基本的には何をなされてもかまいませんが、初診の後は念のため直後の食事やスポーツなどは避けていただきます。

⑤2回目以降の治療

基本的には、2回目以降の治療時間は約50分で終了します。

◉腎不全に効果を上げている治療法

私は鍼灸師の資格を取得した当初、鍼灸の効果は、腰痛や肩こり程度だろうと思っていました。ところが高麗手指鍼に出会ったことで、その認識は一変しました。

そして、手指鍼の技術を身に付けて多くの難治性疾患の患者さんと向きあうなかで、初診の問診時に多くの患者さんが泣き出したり、「治らないならもう死にたい」と言う訴えを幾度となく聞いたりしてきました。

苦痛にゆがむ顔、長期にわたる痛みや諦めから完全に表情を失った顔……。それが治療を重ねるにしたがって、まだ完治は先であっても、ほとんどの患者さんは改善の兆しを実感され、笑顔が甦ります。そして、その瞬間から患者さんの心と体が「負の連鎖」から「正の連鎖」へと着実に変わっていくのを目の当たりにしてきたのです。

私が金先生の主宰による高麗手指鍼学術セミナーを受講して以来、現在に至るまで手指鍼を用いて治療した患者さんは延べ10万人を超えました。

鍼灸業務が多忙を極め、保険診療を休止して屋号を今のこまつ鍼灸院に変更（平成23年10月）してからも、通常の鍼では難しい疾患が手指鍼によって不思議によくなることから、私はどんどん手指鍼にのめり込んでいきました。

専門的に腎臓病の治療を続けてきたなかで、より確実に治療効果を高めるために自分なりの研究と創意工夫を重ねることによって、腎不全に対する治療効果を確信するに至ったのです。

腎不全は非常に難しい病気です。ほぼすべての内臓疾患などに対応ができなければ、その治療の達成は不可能だからです。それを可能にしてくれたのがこの高麗手指鍼ですが、さらにそれを日本人の体質、病気、生活習慣などを考慮し、さまざまな試行錯誤を繰り返しながら到達した答えが「小松式高麗手指鍼」です。

あえて「小松式高麗手指鍼」と名付けた理由は、私が臨床を通して患者さんから学んだことを加味していくなかで、治療法としての精度をより総合的に高めることができたからです。「小松式」は、多くの患者さん方の思いの結晶といっても過言ではありません。

◉原疾患や年齢を問わず、結果が出る！

当院が行っている腎臓病の高麗手指鍼の目的は、次の点に集約できます。

①腎臓（ネフロン）の活性化
②免疫力の強化
③血圧の降下（１２０／70を目標）
④腎性貧血がある場合、貧血の改善
⑤糖尿病性腎症がある場合、ヘモグロビンＡ１ｃの改善
⑥タンパク尿と潜血がある場合、その改善など

原疾患や年齢を問わず、このような結果が出せるのが小松式高麗手指鍼治療の

特徴です。

その効果は数値に表れてくるので、半信半疑だった患者さんほど驚かれますが、なぜそんなに効果があるのかと質問される患者さんには、前述したサーモグラフィーの写真をお見せしています。

当院でもお灸をセルフケアとして勧めているのですが、「手のひらにお灸するだけで、腹部の血流がこれだけ増えるんですよ」と。普通、お灸を直接お腹に据えてもこうはなりません。お腹には皮膚や真皮、脂肪や筋肉が詰まっているからです。他の療法でも、身体の深部から温めて血流を持続的に良くするのは至難の技です。

ところが、手のツボに刺激を加えるだけで、いとも簡単に腹部の血流が改善できるのです。しかも手指鍼の場合、お灸よりももっと刺激の強い鍼を使うことによって、血流が悪いところは血流を増やし、炎症があればそれを取ることもできます。

手指鍼はこのような画期的なメカニズムが働くため、当然ながら腎臓病以外の難病にも効果を発揮します。

これまでの臨床経験から言っても、舌痛症や口腔扁平苔癬、味覚障害などを治療できるのはこの高麗手指鍼だけだと確信していますし、あるいはまた、頸椎の軟骨が3ヵ所もつぶれている頸椎症であっても改善したケースなどがあり、自己免疫疾患である膠原病の患者さんなども通院されています。

当院の場合、患者さんの半分は頸椎症で、その治療は一般的に腎臓病と違いすごい激痛を伴うのですが、手指鍼治療をするとその痛みが激減して軽くなります。もちろん薬と違って、いくらやっても副作用もないし、依存性もありません。

◉腎臓病に不可欠な血圧コントロールも可能

腎臓病の患者さんは高血圧になりやすいので、血圧を下げることがとても重要です。まず血圧を下げないと、腎機能は良くならないからです。

当院が以前から得意としていた高麗手指鍼療法の一つに、血圧を下げることがありました。過去最高の数値としては、上が２００（㎜Hg）台あったものを１２０台の正常値へ、下が１２５あったのを70台にまで下げたことがあります。

当院の腎不全の患者さん５００人中、実に４５０人が症候性（特定の疾患による兆候）の高血圧を持っています。原因が特定できない本態性の高血圧の人も50人以上診ていますが、いずれにしても治療を続けていけば、ほとんどは下げられます。

また、慢性腎臓病（ＣＫＤ）患者さんに起きやすい腎性貧血にしても、血圧の適正なコントロールが必要不可欠です。

腎臓が悪化すると、造血作用を促すホルモンが低下して貧血になることがあります。これもほとんどのお医者さんが説明をしないので、貧血になった患者さんは鉄分の多いものを摂ればいいと思っていますが、ホルモン分泌が促されるわけではないので実際には何の効果もありません。

そのような場合でも、手指鍼は内分泌系にも働きかけるので効果があり、手指鍼治療を施すことによって貧血の注射をやめたり、薬の量が減ったりした患者さんもいます。

糖尿病性腎症に関しては、糖尿病自体の血糖値やヘモグロビンA1Cなどの数値も下げる効果があり、なかにはそれでインスリン注射がやめられた患者さんもいて、それくらい手指鍼の作用が腎臓に関与しているさまざまな症状に対して効果が期待できるということです。

ほかにも、腎不全で足がつったり、尿毒症によるだるさ、吐き気、むくみ、皮膚のかゆみなどの症状が出たりした場合、手指鍼にはそのような中毒症状を緩和する処方もあるので、安心して治療が続けられます。

◉お灸によるセルフケアで相乗効果が起きる

当院では、あくまで補助療法として、ご家庭でお灸をやっていただくようにしています。もちろん刺激としては鍼のほうがはるかに高いのですが、特に腎臓病の患者さんには「毎日お灸をやってください」と言っています。臨床データに基づいていて、何年も数値が安定している人ほどお灸を続けているからです。

当院の場合、最初はサービスでお灸を20個差し上げて、2回目以降は実費でご購入いただく形ですが、数値が安定している患者さんほどこまめにお灸を買い求めていかれることから、鍼との相乗効果によってより血行が改善し、それが持続しやすくなるのではないかと考えています。

ですから、患者さんに対しては、「手指鍼を定期的にやろうという方は、食事制限もきちんと守れる方です。ぜひお灸も続けてみてください」とお伝えしています。

高麗手指鍼で用いるお灸は、日本の市販のものとは違い、韓国製の特殊なもので、もぐさの質が良く、台座には遠赤外線効果がある鉱石を使っています。これを手の腎臓のツボに置いて火をつけ、熱くなるまで置き(2~3分程度)、それをくり返す。そうすると、サーモグラフィーで見てもわかるように腎臓の血流が良くなり、その影響は全身に及びます。

基本的に、ほとんどの腎臓病の人は血流が断たれて冷えているので、やはり毎日（一日何回でも）やっていただくのがよく、それだけ鍼治療との相乗効果が期待でき、血行不良が改善されます。

みなさんもご承知のとおり、東洋医学ではあらゆる病気の原因は、血行不良、血液循環の悪化であると考えます。まさに「冷えは万病の元」と言われる所以《ゆえん》です。血流が悪いと末端の細胞まで酸素や栄養素が届かず、老廃物が溜まったまま細胞の代謝が滞り、血管が詰まりがちになることから、特に腎臓にとっては悪循環です。

実際、腎臓病の患者さんはそのような血液循環の悪化がもたらすケースが大半で、血液の質や血管の状態も悪いものですが、手指鍼はそうした血流の改善にも優れています。

このように、手のツボに刺激を与えて自然治癒力を高める手指鍼治療は、「万病の元」とも言われる冷え性にも効果的で、「沈黙の臓器」である腎臓にまでその効力を発揮することから、腎臓に悩みを抱えている方は、ぜひ一度お試しいただきたいと思います。

【ちょっと一言!⑦】

患者さんにまず理解してもらうこと

当院でも、初めての患者さんにはかなりの時間をかけて、治療内容をご説明します。

第1章の本文でもご紹介しましたが、人間は自分に都合がいいように物事を解釈してしまうなど3つのバイアスがかかりやすいのです。これは仕方のないことで、患者さんもまったく同じです。

ですから、治療に入る前の説明には時間をかけて、ご納得いただくようにしています。その際にお話しする主な点が次のようなことです。

①クレアチニン値は下がる場合があっても、最終的な目標は上げないことであり、現状維持することですよ！

②治療の効果には個人差があり、すべての患者さんの数値が良くなるわけではないですよ！

③治療の効果は、２週間に１回程度でも０％ではなく、毎日通っても１００％にはならないけれど、データ的には１週１回で5～10％、１週２回で60％、１週４回で70～80％くらいの効果がありますよ！

④食事療法を守らなければ、絶対に良い結果は出ませんよ！

これらのことを必ずお話ししていますが、良い結果が出ないとやはり私が悪者になってしまいます。

１週間に２回通い続けることは大変なことだと思います。しかし、ほとんどの患者さんは通っているだけで下がらないほうがおかしいと勘違いをされてしまうのですね。

もちろん、十分に理解していただける患者さんもたくさんいらっしゃいます。「主治医から『あと3ヵ月で透析ですよ』『あと半年で透析ですよ』と言われていたのが、先生のおかげで1年もった、3年もった」と言っていただくこともあります。このときは本当に嬉しいですね。

第5章

ケーススタディー。腎臓病との闘いの記録

◉慢性腎炎にも慢性腎不全にも有効

本章では、当院がこれまで約５００人の腎臓病患者さんに対して行った鍼灸治療を通して得た、ほんの一部ですが貴重な記録をご紹介します。

腎内科のお医者さんにとっては当たり前すぎて、懇切丁寧に説明される先生は少ないのかもしれません。こうしたお話をすると、ほとんどの患者さんは「もっと早く知っておけば、こんなに悪化することはなかった」とおっしゃいます。

毎月毎月、病院に通って血液検査を繰り返し、過労を避け、食事に気をつけ、そんな日々を過ごした挙げ句、何年か経ったら「そろそろ透析ですね！」と言われます

僭越ながら、多くの腎臓病患者さんたちが早く正しい情報を知り、早くそれを実践していれば、人工透析にまで至る方は半分くらいに減るのではないかと思っています。

そう思った結果、紆余曲折がありましたが、何としても本書を世に出そう、多くの人に知ってもらおう、という思いの柱となるのが本章です。

病院で、腎臓の機能が低下している、「腎臓病です」と言われた方は、ぜひ参考にしていただき、信頼に足る主治医を見つけていただきたいと思います。

本章では、実際に小松式高麗手指鍼による治療を受けられた患者さん方の症例についてご紹介したいと思います。

当院のホームページでも複数の患者さんの症例について取り上げていますが、そちらを見ていただいてもおわかりのように、手指鍼の効果のほどは、クレアチニン値の変化にはっきりと表れています。

ここ数年の例だけでも、例えばAさんは2015年10月21日時点でクレアチニン値7・68だったのが、2016年8月3日の時点では4・75と大幅に降下しています。Bさんの場合は2013年8月27日時点で2・82だったのが、その後上昇は見られず、3年後の2016年8月16日時点で2・89とほぼ横ばい状態が続いています。Cさんの場合は2016年5月16日時点で6・38あったのが、2ヵ月後の7月15日時点では5・35に降下しています。

もちろん個人差はあるものの、手指鍼による治療開始後は7割以上の患者さんのクレアチニン値が降下、または上昇が止まっており、さらなる腎機能低下を防いで腎臓病とうまく共存できているのです。

当院には現在、次のような症状でお悩みの方たちが通院されていて、みんなさん手指鍼による確かな手応えを感じられています。

①血液透析を10年でも5年でも延ばしたい↓「1ヵ月後に透析」と言われた方が、7年間回避。
②移植をした腎臓の数値が悪くなってきた。また透析をするのは回避したい↓移植腎の生着率は、献体腎で平均5年、兄弟間で12年。当院の施術によって生着率が高まり、移植をした腎臓のクレアチニン値も改善。ドナーにも1年でも長く持たせることが大事で、3度移植をされた方も通院。
③透析をして5年経過。最近合併症の兆候があり不安↓透析の10年生存率は

約38％。透析中でも効果を実感。
④病院の管理栄養士の説明は難しく、何を食べていいのかわからない→当院では、減塩食のカタログを参考に、現実的なアドバイスを実施。
⑤急性糸球体腎炎を発症。将来腎不全にならないか心配（女性の場合は妊娠に対して不安）→糸球体腎炎で早期治療の場合、完全寛解も可能。

当院の腎臓病治療では、腎臓病の原疾患を問いません。クレアチニン値0台の初期糸球体腎炎や軽度ＣＫＤから10以上の末期腎不全まで、また年齢も7歳から87歳までと対応可能です（ただし、原疾患の治癒を目指すものではなく、また施術による効果には個人差があります）。参考までに、当院におけるこれまでの治療実績を挙げておきます。

●軽度腎機能低下（ＣＫＤ）→寛解可能。
●慢性糸球体腎炎（ＩｇＡ・ＩｇＥ・ＩｇＭなどを問わず）→初期であれば

寛解可能。

●尿病性腎症（Ⅰ型・Ⅱ型を問わず）→当院の治療実績において最多。

●人工透析中の患者（腹膜透析も含む）→合併症の予防を目的とし、透析離脱は不可能。

●腎移植の術後→生着の安定化を目指す。

寛解というのは、完治ではなく（腎臓病の完治は不可能）、病状が治まっておだやかな状態を維持することです。

前記のほか間質性腎炎、腎硬化症、多発性嚢胞腎、逆流性腎症、紫斑病性腎症、ネフローゼ症候群、ＡＮＣＡ関連腎炎、全身性キャピラリーリーク症候群、腎盂腎炎、膠原病による全身性血管炎による腎不全、ナットクラッカー症候群、ファブリー病、エルドハイム・チェスター病、各臓器の外科手術による腎機能低下（薬剤性腎障害）、腎がんによる腎機能低下なども多数寛解しています。

◉有効率は食事内容と治療頻度によってほぼ決定

有効率は、一定のパーセンテージでクレアチニンが下がり、その後安定することを意味しており、有効率10％なら、同条件で100人の方のうち10人に効果があることになります。

2017年現在、400名の腎疾患の患者さんを治療したデータから、有効率は食事内容と治療頻度によってほぼ決定することが明らかになっています。つまり、「クレアチニン数値×仕事の内容（事務職か肉体労働か）×食事内容（塩分＋タンパク質）×1週の治療頻度＝有効率」となります。

例えば、クレアチニンが4台で、事務職、食事内容がほぼ完璧なら、おおむね

・1週1回で5～10％

・1週2回で50〜60％
・1週3回で70〜80％
・1週5回で90％以上
――の確率でクレアチニン値は一定の割合で降下し、その後停止状態になります。

ただし、突発的不測の事態など、例えば風邪による高熱や食中毒、熱中症、長期にわたる寝不足などが起こった場合には上昇することもあります。食中毒に関しては以前、Ｏ‐１５７にかかったお子さんが腎不全で亡くなったという事例があります。

また、クレアチニン値が1台未満の場合にも、治療頻度を高めた方の場合には、当院の治療も離脱され寛解に至る方が多くいらっしゃいます。

◉体験者自身が語る闘病記録

では、ここからは4名の患者さん方の体験談をそのままお伝えし、それぞれ私が補足のコメントを付け加えたいと思います。

●徳島県在住T・Tさん（60代女性）

クレアチニン値6・38が5・13まで下がった！

私は今から20年ほど前に地元の病院で急性腎炎と診断されました。「薬害によって腎症が出ている」とのことで腎臓の専門医を紹介され、他県の大学病院を受診したのですが、やがて慢性腎炎になり、2ヵ月に1度のペースで病院通いをすることになりました。

その間ずっとタンパク尿が出続けていましたが、血液検査をする度に、そのつど高い数値が出た尿酸やコレステロール、血圧を下げる薬を処方されて飲むくらいで、主治医からは、それが腎臓の機能が悪くなっていることから来ているという説明は一切ありませんでした。

食事療法や運動療法を勧められることもなく、ただ数値を見て「このくらいなら大丈夫」という主治医の言葉を信じ20年間何事もなく過ごしてきました。

ところが、2年ほど前に、何となく気になって、「先生、このGFRって何ですか?」と主治医に聞いたところ、「Tさんの場合、あと15%しか機能していないということですよ」と言われたのです。

その時に初めて説明を聞いた私は何のことかわからず、すぐに、「15%しかないって何がですか?」と聞き返したら、「正常な人の腎機能は80%以上なのに対して、Tさんの腎臓は15%くらいしか機能していないんですよ。このままだと後

3年ですね」と一言。

立て続けに「何がですか?」と聞いたら、「透析です」と言われ、そこで自分が末期の腎不全になっていることを初めて知り、とてもショックを受けました。その時のクレアチニン値は2台でした。

あまりのショックと不信感が湧いて、家庭の事情で引っ越すことも重なったので引っ越し先の近くの病院に転医をしました。しかし、月1回の検査の度にクレアチニン値が上がっていったことから大学病院への転院を勧められ、今の担当の先生（腎臓専門医）にかかるようになったのですが、そのドクターから「もう少し早く僕のところに来ていたら何とかなったんだけど……今となっては何もしてあげることができない」と言われました。

ひとまず入院して食事指導を受けることになり、それまでクレアチニンが5・5位あったのが、退院時には4・4に下がってはいたものの、「このままだと後3ヵ月くらいで透析になります」と言われたので、これは何とかしなくてはと思って、すぐにインターネットでいろいろ調べてみました。

そんななかで、こまつ鍼灸院のホームページを見つけ、慢性腎不全にも効果が期待できそうな説明が書いてあったので、昨年（２０１６年）の5月に半信半疑のまま小松先生に会いに行ったのです。

そして、４週間に1回のペースで徳島から東京に通うようになり、クレアチニン値が最高6・38まで上がっていたのが、小松先生の治療を受け始めてから5・5になり、5・3になり、おかげさまで5・13まで下がりました。

ただ、年末年始に忙しかったのと、今年の正月休みに家族と同じ食事を摂ったことから少しリバウンドしてしまい、やはり食事制限が大事なんだなと痛感しているところです。

大学病院のドクターによると、あのままいけば私は一昨年の7月に透析を開始する予定でした。それがこまつ鍼灸院に通うようになってからクレアチニン値が着実に下がっていったので、私がその経緯を主治医に話したところ、その先生は「にわかには信じがたいけど、これは認めざるを得ないね」ととても驚かれました。

若いドクターだからかも知れませんが、小松先生の鍼やお灸の効果を認めてく

T.T さんのクレアチニン値の推移

● 2016年5月16日の検査記録

検査項目	基準値(単位)		2016/03/22 08:30	2016/03/25 08:00	2016/03/25 08:00	2016/03/28 08:00	2016/04/04 10:00	2016/05/02 10:07	2016/05/16 09:57
WBC	4.0-9.0	X10*3/μl	5.6	5.7	****	5.1	5.3	5.1	5.4
HGB	11.5-14.5	g/dl	10.4 L	10.6 L	****	10.5 L	10.9 L	10.4 L	10.3 L
PLT	150-350	X10*3/μl	249	271	****	247	256	291	310
ALT(GPT)	5-40	U/l	15	****	18	26	23	10	12
T-BIL	0.0-1.0	mg/dl	0.5	****	****	****	0.5	0.5	0.5
γ-GT	0-30	U/l	****	****	19	19	20	17	19
CK	30-150	U/l	****	****	****	****	89	77	84
TP	6.5-8.2	g/dl	5.9 L	****	****	5.9 L	6.4 L	6.5	6.6
ALB	3.9-4.9	g/dl	3.5 L	****	****	3.4 L	3.9	3.6 L	3.8 L
UA	2.0-7.0	mg/dl	5.8	****	****	5.4	5.2	4.9	3.6
BUN	8-20	mg/dl	45 H	48 H	****	44 H	35 H	47 H	49 H
クレアチニン	0.4-0.9	mg/dl	3.83 H	3.96 H	****	3.63 H	3.63 H	5.39 H	6.38 H
eGFR		mL/分/1.73	10	10	****	11	11	7	6
NA	135-146	mEq/l	143	****	142	143	141	138	139
K	3.5-4.8	mEq/l	4.7	****	5.0 H	5.0 H	4.7	6.1 H	4.9 H
CL	98-108	mEq/l	112 H	****	113 H	111 H	108	108	112 H
CA	8.8-10.1	mg/dl	8.7 L	****	****	8.6 L	8.4 L	8.3 L	7.9 L
IP	2.4-4.6	mg/dl	4.5	****	****	4.4	****	****	5.4 H

● 2016年8月5日の検査記録

T-CHO	161	130-220	mg/dl
TG	151 H	35-150	mg/dl
CK	89	30-150	U/l
TP	6.2 L	6.5-8.2	g/dl
ALB	3.6 L	3.9-4.9	g/dl
UA	3.1	2.0-7.0	mg/dl
BUN	49 H	8-20	mg/dl
クレアチニン	5.13 H	0.4-0.9	mg/dl
eGFR	7		mL/分/1.73
NA	143	135-146	mEq/l
K	4.6	3.5-4.8	mEq/l
CL	116 H	98-108	mEq/l
CA	7.3 L	8.8-10.1	mg/dl
IP	5.9 H	2.4-4.6	mg/dl
FE	85	62-159	μg/dl
UIBC	170	155-330	μg/dl
A/G比	1.38	1.2-2.0	
フェリチン	197	4-204	ng/ml
INT.PTH	未検査	10-65	pg/ml

れており、私も厚生年金が出るまでは仕事をしていたいと思っているので、完治はできなくても何とか後1年半は透析を延ばしたいという気持ちで、これからも小松先生にすがっていきたいと思っています。

同じ腎臓病で苦しんでいる方々にお伝えしたいのは、第一に信頼できるドクターを選ぶこと、自分の病気と真摯に向き合ってくれる専門医を選ばないといけないということです。

そして、人工透析をできるだけ回避したいのであれば、実際に効果が期待できる治療法を自分で見つけること。私の場合は、こまつ鍼灸院に出会えたことでそれが叶いました。小松先生もスタッフの方々もとても親切で優しく、治療も的確にしっかりしてくださるので大変信頼できます。

実を言うと、最初は「騙されてもいい」という気持ちでこまつ鍼灸院を受診したのですが、反対に小松先生に励まされ、「よし頑張ろう!」という気持ちになれて、それ以来、徳島から1泊2日通いで4回毎の治療を受け続けることができています。小松先生はお人柄もとても素晴らしいので、これからは全国にネットワークを広げられて、各地で手指鍼の治療が受けられるようになることを切に願っております。

【著者コメント】

Tさん、貴重な体験談ありがとうございました。Tさんのように遠方から通院される方を思うと、1回の治療で最大の効果を上げる方法は他にはないのかと常に悩み、早く各地に高麗手指鍼を普及させなければ、と思っています。

また、過去から現在まで来院される患者さんのほとんどが半信半疑で治療を受けられます。そして、結果を目の当たりにされて、心を開いてくださる方が多いのも現実です。

Tさんの体験談でもありましたように、クレアチニンを基準に説明をされる腎内科の医師がいかに多いことか、新規の患者さんからお話を聞くたびに、これが原因で手遅れになっているといつも思います。やはり、腎臓病の患者さんには、eGFRで初期の段階から丁寧に説明するべきなのです。

通院は大変だと思いますが、10年でも5年でも1年でも、透析を延ばすことはご本人があきらめなければ不可能ではありません。

ちなみに、現在の主治医の先生のお話をTさんから間接的にお聞きしていますが、僭越ながら医師として、そしてそのお人柄も素晴らしい方だと思います。このような先生が増えることが、透析大国日本を一番早く救う道だと思います。

なお、Tさんはこの体験談をお寄せいただいた後、ちょっとしたことで数値が上がり、透析に移行されました。割愛することも考えましたが、この時点での貴重なお声を皆様に知っていただきたく、あえて掲載させていただきました。

●静岡県在住H・Sさん（50代男性）

医師も「よく持っている」と感心

こまつ鍼灸院に通い始めて3年ほど経ちます。私の場合は、慢性腎不全で小松先生の所にお世話になる前に、2年間ほど最寄りの病院に通っていました。

病院ではレベル4と言われたものの、薬の服用だけを続け、クレアチニンの値はずっと横ばい状態だったのでさほど心配はしていなかったのですが、ある日突然、主治医から透析の話をされたので、「えっ、なんで⁉ ちょっと待って！」という感じで驚きと共にショックを受けました。

結局、西洋医学では選択肢はそれしかないのか……、ならば東洋医学で何とかならないだろうかと思って、インターネットで検索してみました。

「腎臓病治療」などの検索ワードでいろいろ調べていたら、小松先生の鍼灸院のホームページを見つけ、他のところとは違ってしっかりした内容だったので電話で問い合わせをし、スタッフの方の対応も親切だったのですぐに予約を入れました。

手指鍼という治療法は、それまで見たことも聞いたこともなかったのですが、腎臓病に効果が期待できそうな治療法で、信頼できそうな小松先生のところで、「やるだけやってみてそれでダメだったらしょうがない」という気持ちでした。

それ以来、3年ほど小松先生の施術を受けていて、数値的には多少の上下はあるものの、ほぼ横ばい状態が続いていて、腎機能の悪化は止まっているようです。というのも、私自身、ほとんど数値には無頓着で、主治医も多くを語らないドクターなので、何でもはっきり言ってくださる小松先生にお任せしている感じです。

こまつ鍼灸院に通い始めた当時から、仕事が忙しかったこともあって1週間に1度くらいしか通うことができなかったのですが、会社に事情を話して部署を替えてもらったこともあって時間に余裕ができ、身体の負担も減って、今は週1のペースで手指鍼の治療を続けられています。

そう遠くない時期に透析になると思っていた病院の主治医は、私の検査結果を

H.S さんのクレアチニン値の推移

● 2013 年 8 月 27 日の検査記録

項目名称	判定	結果値	単位	参考正常値
総蛋白		7.2	g/dl	6.5 - 8.3
アルブミン		4.3	g/dl	3.9 - 4.9
A/G比		1.49		1.1 - 2.2
尿素窒素	H	29.4	mg/dl	8 - 20
尿酸		6.0	mg/dl	2.6 - 7.0
ｸﾚｱﾁﾆﾝ	H	2.82	mg/dl	0.6 - 1.1
総ｺﾚｽﾃﾛｰﾙ		162	mg/dl	150 - 220
中性脂肪		126	mg/dl	50 - 150
HDL-ｺﾚｽﾃﾛｰﾙ		51	mg/dl	35 - 80
ﾅﾄﾘｳﾑ		143	mmol/L	134 - 147

● 2016 年 8 月 16 日の検査記録

検査項目	判定	結果値	単位	参考正常値
TP		7.5	g/dl	6.5- 8.3
ALB		4.1	g/dl	3.9- 4.9
A/G比		1.22		1.1- 2.2
BUN	H	29.8	mg/c	8- 20
UA		7.0	mg/c	2.6- 7.0
CREA	H	2.89	mg/c	0.6- 1.1
T-CHO		172	mg/c	150- 220
TG		97	mg/c	50- 150
HDL-C		45	mg/c	35- 80
Na		141	mmol	134- 147
K		3.9	mmol	3.5- 5
Cl	H	108	mmol	96- 108

見て、「よく持ってますね」と感心していることからも、手指鍼治療を続けていて良かったと思えるし、小松先生も「この数値で月に1回の通院というのは良く診てくれるほうですよね」と言ってくださっています。

ただ正直な話、手に鍼を打たれる際、時々あまりの痛さにくじけそうになったこともありました。もちろん、個人差があって、そのつど痛さが違うこともあるため、他の患者さんも多少なりとも不安があるかもしれませんが、私自身、ワラにもすがる思いで始めて良かったたし、もし条件が叶うのであれば、小松先生の手指鍼治療は試してみる価値は充分にある、と思います。

【著者のコメント】

Hさん、貴重な体験談ありがとうございました。

1週に1回のペースで3年間（2017年3月現在）通われて、数値に変動がないのはいかにご本人の管理ができているかのたまものだと思います。

新規の患者さんにお伝えする一番大事なことは、治療頻度の重要性です。

クレアチニンが2を超えた場合、これまでの治療結果を見ると、1週1回の治療の有効率は5~10%です。同じ条件の患者さんが100人いて、5人から10人の患者さんには効果があるものの、90人以上の方は効果が無いということです。

しかし、Hさんは間違いなく5%の代表なのです。

そして、クレアチニンが停止状態になれば、たとえ治ることのない腎不全であっても、単なる持病の一つだと私は考えます。このペースで一生涯透析を回避してください。

●東京都在住K・Yさん（60代男性）

西洋医学だけでは難しい腎機能の悪化を阻止

私は4年前の2013年8月に大学病院で腎臓がんの手術をしました。左の腎臓を全摘したのですが、検査の結果、右の腎臓もクレアチニン値が高く、あまり調子が良くないとのことでした。

主治医には「腎臓を治す薬はなく、完全に良くなることもない」と言われました。それにしても近いうちに人工透析を受けるのは嫌だなと、将来が不安になったので、西洋医学以外の方法で何とかならないものかと思い、パソコンを開いてネット情報をくまなく検索してみました。

東洋医学で何か良い方法がないかと鍼灸院などのホームページを見てみたのですが、腎臓に関してはどこにも見当たりませんでした。

1週間ほどかけていろいろ探してみたけれどなかなか見つからない。そんな状態が続いていた同じ年の10月のある日、やっとこまつ鍼灸院のホームページにたどり着いて、そこに書かれていた手指鍼に関する説明文をじっくり読んで、「この先生にお世話になりたい」「信頼して身を任せてみよう」と思ったのです。

鍼灸自体が生まれて初めての体験でしたが、手指鍼の施術では痛みの感じ方は人によって違うようで、私の場合は何十本刺される中で数本だけチクッと痛みを感じる程度でした。

当初は週1、2回のペースで施術を受けました。するとクレアチニン値が徐々に下がり始め、2・06あったのが、現在は1・4台まで下がりました。小松先生のお人柄の良さはもとより、実際に先生の鍼灸でクレアチニンの数値が下がっているので、ホームページに書かれていた内容にもすごく納得できました。

現在通院している病院では泌尿器科と腎臓内科に通っているのですが、どちらも西洋医学の先生なので、私の方からは手指鍼の話をしてはいないものの、腎臓内科の先生は私のクレアチニン値の変化を見て、不思議そうな表情をしながら首をひねっていました。

両先生方にとっては、数値が悪くなっていくはずなのに、そうはなっていないからです。

「良い数値が出てますよね。Yさんが日頃の生活をよほどしっかり節制されているからでしょうね」と感心しているドクターに対して、私は「おかげさまで……」と言いながら、腹の中では、「小松先生の鍼灸のおかげでこうなっているんですよ」とつぶやいています。

今は腎臓内科の先生と連携しているかかりつけの町医者さんから血圧を下げる薬を出してもらってそれを服用しているくらいで、昔から好きだった酒もタバコも止めずにずっと続けています。ちなみに、お酒は日本酒と焼酎を2合程度、タバコは1日に1箱弱です。

もちろん、酒、タバコを止めればもう少し数値が良くなるかもしれませんが、私自身、それを止めてまで気持ち的に伏し目がちになりたくないからです。

食事に関しては、腎臓が一つになったことで防衛本能がより働くようになったようで、日頃から塩分の多い食事は本能的に避け、いきつけのお店でも「塩分少なめで」などとお願いする程度で、後は特別注意していることはありません。

小松先生の所には月に1、2回程度通っており、もうすぐ退職を迎えることもあって、退職後には小松先生も勧めておられるウオーキングなど適度な運動を続けようと思っています。

私の場合は、手指鍼の施術によってクレアチニンの値が2・0台に近かったのが、1・4台に下がったわけですが、わずか0・6の違いでも大変なことです。

K.Y さんのクレアチニン値の推移

● 2013 年 9 月 2 日の検査記録

赤血球分布幅SD		＊＊＊＊	＊＊＊＊	＊＊＊＊	41.2	44.7	45.5
平均血小板体積		＊＊＊＊	＊＊＊＊	＊＊＊＊	9.5	10.1	9.4
血小板分布幅		＊＊＊＊	＊＊＊＊	＊＊＊＊	9.7	11.3	10.0
[illegible]		＊＊＊＊	＊＊＊＊	＊＊＊＊	20.6	25.3	20.1
NRBC(機械値)		＊＊＊＊	＊＊＊＊	＊＊＊＊	0.0	0.2	0.0
総蛋白	6.6-8.2	6.5 L	6.1 L	6.2 L	7.0	6.9	6.5
ｱﾙﾌﾞﾐﾝ	3.9-5.3	3.5 L	3.4 L	3.6 L	4.3	4.3	4.0
GOT	8-38	28	22	17	16	13	13
GPT	4-44	22	25	21	13	11	11
γ-GTP	16-73	27	30	27	21	27	25
LDH	106-211	159	146	137	156	140	157
AL-P	104-338	164	150	152	161	165	168
T-BIL	0.2-1.2	0.35	0.30	0.27	0.36	0.50	0.40
D-BIL	0.2以下	＊＊＊＊	＊＊＊＊	＊＊＊＊	0.12	0.16	0.13
I-BIL		＊＊＊＊	＊＊＊＊	＊＊＊＊	0.24	0.34	0.27
LAP	30-70	＊＊＊＊	＊＊＊＊	＊＊＊＊	56	55	54
ｺﾘﾝｴｽﾃﾗｰｾﾞ	198-485	＊＊＊＊	＊＊＊＊	＊＊＊＊	354	345	318
ｱﾐﾗｰｾﾞ	39-124	139 H	147 H	90	92	88	87
総ｺﾚｽﾃﾛｰﾙ	132-252	175	163	155	188	186	179
中性脂肪	38-193(150)	＊＊＊＊	＊＊＊＊	＊＊＊＊	102	83	253 H
尿酸	3.0-8.3	7.1	7.9	7.4	7.1	8.1	6.6
尿素窒素	8.0-22.6	17.5	19.8	18.7	20.3	18.8	18.4
ｸﾚｱﾁﾆﾝ	0.6-1.1	2.06 H	1.96 H	1.84 H	1.89 H	1.92 H	1.81 H
eGFR(mL/min/1.		27.0	28.6	30.6	29.7	29.2	31.2
Na	138-148	148	148	144	146	145	146
Cl	98-108	106	108	108	110 H	109 H	109 H
K	3.6-5.2	3.7	4.2	4.3	4.0	4.0	4.1
血糖	60-110	95	97	96	112 H	112 H	126 H
Ca	8.2-10.2	9.8	9.4	8.8	9.2	9.4	8.5
CRP	0.30以下	1.5 H	0.4 H	[illegible]	0.04	0.06	0.03

● 2018 年 1 月 15 日の検査記録

AL-P	104-338		183U/L
γ-GT	16-73		53U/L
T-Cho	132-252		218mg/dL
総蛋白	6.6-8.2		6.6g/dL
T-BIL	0.2-1.2		0.76mg/dL
ｺﾘﾝｴｽﾃﾗｰｾﾞ	198-485		399U/L
ｱﾙﾌﾞﾐﾝ	3.9-4.9		4.1g/dL
尿素窒素	8.0-22.6		16.2mg/dL
尿酸	3.0-7.0		5.7mg/dL
ｸﾚｱﾁﾆﾝ	0.6-1.1	H	1.43mg/dl
血糖	60-110	H	137mg/dL
中性脂肪	38-193(150)		192mg/dL
Ca	8.2-10.2		8.9mg/dL
Na	138-148		144mmol/L
Cl	98-108		108mmol/L
K	3.6-5.2		3.8mmol/L

西洋医学だけでは難しい腎機能の悪化を少しでもくい止め、維持できているのは本当に小松先生のおかげだと心から感謝しており、これからもできる限り透析を避けるべく、引き続きお世話になりたいと思っています。

こまつ鍼灸院は、全国的にも皆無に等しい腎臓病に特化していて、著しい成果を上げておられるだけに、全国各地から患者さんが来られているのだと思いますが、すべては数値の結果に表れます。

まだ手指鍼のことを知らず、治療薬も改善薬もない腎臓病で悩んでおられる方や、私と同じように「後は人工透析しかないのかな……」と不安にさいなまれている方々にとって、私のこの体験談が少しでもお役に立てて、「一度、小松先生に相談してみよう」と思われるきっかけになれれば幸いです。

【著者のコメント】

Kさん、貴重な体験談ありがとうございました。

Kさんの場合、手術の全身麻酔により腎機能が低下したものと思われます。しかも、片方の腎臓だけで日常生活を送られていらっしゃるのですから、2倍の負荷がかかっていると思います。

しかし、数値の低い段階で来ていただければ、かなりの確率で効果は望めます。

Kさんもおっしゃっているように、当院ではクレアチニンが下がった場合には、主治医の先生のおかげで、と言われるようにお勧めしております。

一般の方以上に「鍼治療」を信じられないし、また、いい加減な鍼灸師の言葉に騙されて悪化した例を経験されている医師もいると思うからです。

高麗手指鍼の効果は、私と私の治療を受けられた患者さんだけは絶対的に確信できるのですから。

また、高麗手指鍼は腎臓の残存機能の維持だけではなく、全身の免疫機能を向上させる効果も高いので、無理のない頻度で治療を続けてください。

●埼玉県在住M・Sさん（60代女性）

効果がはっきりと数値に表れ、ドクターも驚く

私は若い頃から腎臓が悪かったようで、慢性腎炎と診断されたのが、6年ほど前のことでした。

それから、むくみを取る利尿剤などを飲む程度だったのですが、一昨年（2016年）の2月に骨折をしたのをきっかけにクレアチニンの値がすごく上がってしまいました。

その時に手術をするために入院したリハビリ病院のお医者さんから、「骨折を直すか、腎臓がダメになるかどちらか」と言われ、それまでは1台の後半くらいだったクレアチニン値が、手術後には3・98くらいになっていたのです。

退院してから、このままでは透析をするしかなくなるので、主人がインターネットで調べてくれて、こまつ鍼灸院のことを知りました。

M.S さんのクレアチニン値の推移

● 2016 年 6 月 30 日の検査記録

項目名		基準値		略号	測定値	測定値	測定値	測定値
総蛋白		6.7~8.3	g/dL	TP	7.5	7.1	7.1	7.3
アルブミン		3.8~5.2	g/dL	ALB	3.8	3.8	! 3.7	3.8
A/G		1.1~2.0		AG				
蛋白分画	アルブミン	62.0~72.0	%	ALB				
	α_1グロブリン	2.0~3.0	%	α_1				
	α_2グロブリン	5.0~9.0	%	α_2				
	βグロブリン	7.0~11.0	%	β				
	γグロブリン	11.0~20.0	%	γ				
TTT		4.0以下	U	TTT	1.0	1.2	1.0	1.2
ZTT		2.0~12.0	U	ZTT	5.0	4.3	4.4	4.8
AST(GOT)		10~40	U/L	AST	12	13	15	13
ALT(GPT)		5~45	U/L	ALT	8	7	9	9
LD(LDH)		120~240	U/L	LD	197	185	176	179
総ビリルビン		0.2~1.2	mg/dL	TBL	0.5	0.5	0.5	0.5
直接ビリルビン		0.0~0.2	mg/dL	DBL	0.1	0.1	0.1	0.1
間接ビリルビン		0.2~1.0	mg/dL	IBL	0.4	0.4	0.4	0.4
ALP		100~325	U/L	ALP	153	145	151	156
γ-GT(γ-GTP)		[illegible]	U/L	γGT	12	13	11	13
LAP		M 45~81 F 37~61	U/L	LAP				
コリンエステラーゼ		M 234~493 F 200~452	U/L	ChE	314	303	310	317
CK(CPK)		M 60~270 F 40~150	U/L	CPK	76	69	72	83
血清アミラーゼ		40~122	U/L	SAMY	118	! 125	! 123	110
尿アミラーゼ		65~840	U/L	UAMY				
尿素窒素(UN)		8.0~20.0	mg/dL	UN	! 61.4	! 43.7	! 40.0	! 49.4
クレアチニン		M 0.61~1.04 F 0.47~0.79	mg/dL	CRE	! 3.84	! 2.49	! 2.20	! 2.13
尿酸(UA)		M 3.8~7.0 F 2.5~7.0	mg/dL	UA	! 11.2	! 8.3	! 7.9	6.1
ナトリウム(Na)		137~147	mEq/L	Na	145	145	143	146
クロール(Cl)		98~108	mEq/L	Cl	101	107	! 109	! 109
カリウム(K)		3.5~5.0	mEq/L	K	4.3	4.7	4.7	! 5.1

● 2017 年 11 月 17 日の検査記録

CK	!	156	U/L	40~150
AST (GOT)		16	U/L	10~40
ALT (GPT)		12	U/L	5~45
LD (LDH)		211	U/L	120~240
ALP		188	U/L	100~325
γ-GT		12	U/L	30以下
コリンエステラーゼ		218	U/L	200~452
血清アミラーゼ		83	U/L	40~122
クレアチニン	!	1.97	mg/dL	0.47~0.79
尿酸		4.4	mg/dL	2.5~7.0
尿素窒素	!	45.0	mg/dL	8.0~20.0
HbA1c/NGSP		5.3	%	4.6~6.2
TG (中性脂肪)		64	mg/dL	30~149
総コレステロール		194	mg/dL	120~219
HDLコレステロール		62	mg/dL	40~95
LDLコレステロール		117	mg/dL	65~139
ナトリウム		143	mEq/L	137~147
カリウム		4.8	mEq/L	3.5~5.0

クレアチニン値が1台のときにも、漢方や日本で行われている一般的な鍼治療も受けてみて、2〜3年間は数値的には上がってはいなかったのですが、骨折後、数値が極端に上がってしまったので、それまでのやり方では難しいと思った主人がいろいろと調べてくれたのです。

リハビリ病院を退院した6月の時点では、クレアチニン値が3・84だったのが、同じ年の6月末頃に小松先生にかかってから、週2回のペースで手指鍼の治療を受けたところ、1年半経った去年11月の時点では1・97まで下がっていました。

とにかく状態が悪かったので、できるだけ施術回数を多くしていただいたおかげだと思います。

腎臓病になってから糖尿病も併発してしまったので、病院でその薬をもらいながら、今も週2回のペースでこまつ鍼灸院に通っています。

それと運動のために週3回ほどリハビリのデイケアで身体を動かすようにしているのですが、お医者さんも私のクレアチニンの数値の低下を見て、とても驚いていました。

それまで「手の鍼」というのは聞いたことがなかったので、主人共々、最初は半信半疑でした。でも、実際にやってみるとその効果がはっきりと数値に表れ、お医者さんも驚くくらいなので、この手指鍼を信じ、鍼を刺される時の痛みにも何とか耐えられています。

もうすぐ70歳になりますが、できるだけ透析を回避できることを願って、これからも小松先生の治療を続けていきたいと思っています。

【著者のコメント】

Mさん、貴重な体験談ありがとうございました。

Mさんの場合、腎機能低下に加えて、骨折の手術時の全身麻酔による薬剤性腎障害だと思います。

私は、基本的に「主治医の先生には当院の鍼治療をしていることは言わないほうがいいですよ」、そして、クレアチニンが下がったら、主治医の先生に「先生のおかげです」と言っておけば「角が立たないですよ」とすべての患者さんにお伝えしていました。

あるときMさんに、これだけ下がったクレアチニンに対して主治医の方はどのように思っていらっしゃるのか知りたくて、お聞きしましたね。そうしたら、Mさんが「私自身もびっくりして、お医者さんだけで下がったと思われたくなかったので、鍼をしていると先生に言いました」と言われたのを聞いて、少し驚いたのと、少し嬉しかったのを忘れません。

しかし、何といってもここまで効果が出たのは、ご自身の食事制限のたまもの。また、ご主人様のやさしさが無ければ、ここまでには至らなかったと思います。

◉命を長らえる「一病息災」という生き方

小松式高麗手指鍼治療と食事制限・生活改善ができれば、透析はかなりの確率で回避できます。そうなれば、腎臓病という持病と上手につきあえるようになるでしょう。

「無病」よりも、むしろ持病があるほうが健康に気を配るので、かえって長生きするとも言われ、このことを指して「一病息災」と言います。これは、鍼灸界で何十年もやってきた人間にはよく理解できる話です。たとえ完治できなかったとしても、余命を延ばすことができれば、患者さんにとっては非常に価値があるからです。透析にさえならなければ、他と同じような持病にすぎません。

もちろん、持病である以上、投薬治療は続くでしょうし、当院においても「薬を減らしたほうがいい」とか、「やめたほうがいい」などと、減薬・断薬の指示は一切しません。

クレアチニン値が2、3、4だろうと、腎機能の数値さえ抑えることができればただの持病であって、定期的に病院に行くことをマイナスと考えるか、ちょっと具合が悪くなったときに、「先生、ここも……」と言って検査をしてもらえる環境をプラスに捉えるか、の違いです。

これが一病息災で、そう考えれば、3ヵ月に1回の通院も苦ではないでしょう。

ちなみに、一病息災については、すでに1985年の『厚生白書』に記述があり、『無病息災』だけを健康として狭くとらえるのではなく、『一病息災』も健康として広くとらえる意識が定着していくことが望まれる」と書かれています。

また、最近の『厚生労働白書』でもこの路線は踏襲されており、一病息災は健康行政の根幹をなしています。国民生活基礎調査の健康に関するデータによると、日本人の通院者率は3割前後で、高齢化を反映して年々高まっている一方で、自分の健康状態が良い、または普通だと考える人と合わせると8割前後にのぼるそうです。

同じように、腎臓病という持病があっても、腎機能の低下が抑えられている限りは基本的に「普通」の暮らしができるのです。ピンピンしている人よりも、定期的に病院に通っている人のほうが大事に至らないことが多いし、腎炎の段階なら寛解することもあり、数値が低いほど安定化して、治療頻度も少なくてすみます。

当院では、そのような一病息災の生き方ができるように、腎臓病でお悩みの患者さんとともに二人三脚で歩んでいければと心から願っています。

巻末資料

――韓国「高麗手指鍼大会」発表内容

本章では参考に、本家韓国で行われている高麗手指鍼の学術大会において、過去に私が発表した内容ついてご紹介したいと思います。

この大会は、2年に1回ソウルで開かれます。私もこれまでに6回出席して、２０１４年（第22回大会）には腎不全について発表させていただきました。

発表は日本語ですが、同時通訳があり、パワーポイントは日本語とハングルの同時表記されます。

日本人は私の生徒を含んで20人程度で、95％は韓国人、あとは欧米から招待された人が数名で、多い時で総勢３０００人ほど集まります。

韓国では高麗手指鍼はかなりメジャーなので、金浦空港を出る時、スーツケースに鍼を入れていたのですが、別室に呼ばれて、管理官からケースの中を開けてくれと言われ、仕方なく鍼を見せたら、すぐに理解してもらえました。

彼らにとって高麗手指鍼は、自分や自分の家族にやる健康法で、治療という名目でお金取ってはいけないことになっています。一部、各支所にマスターがいて、そこで治療を受けたい人はボランティアでやってもらう形です。しかも鍼を使っていいのは一代限り。そのため、この鍼を使える人はどんどん減ってきているのが現状です。

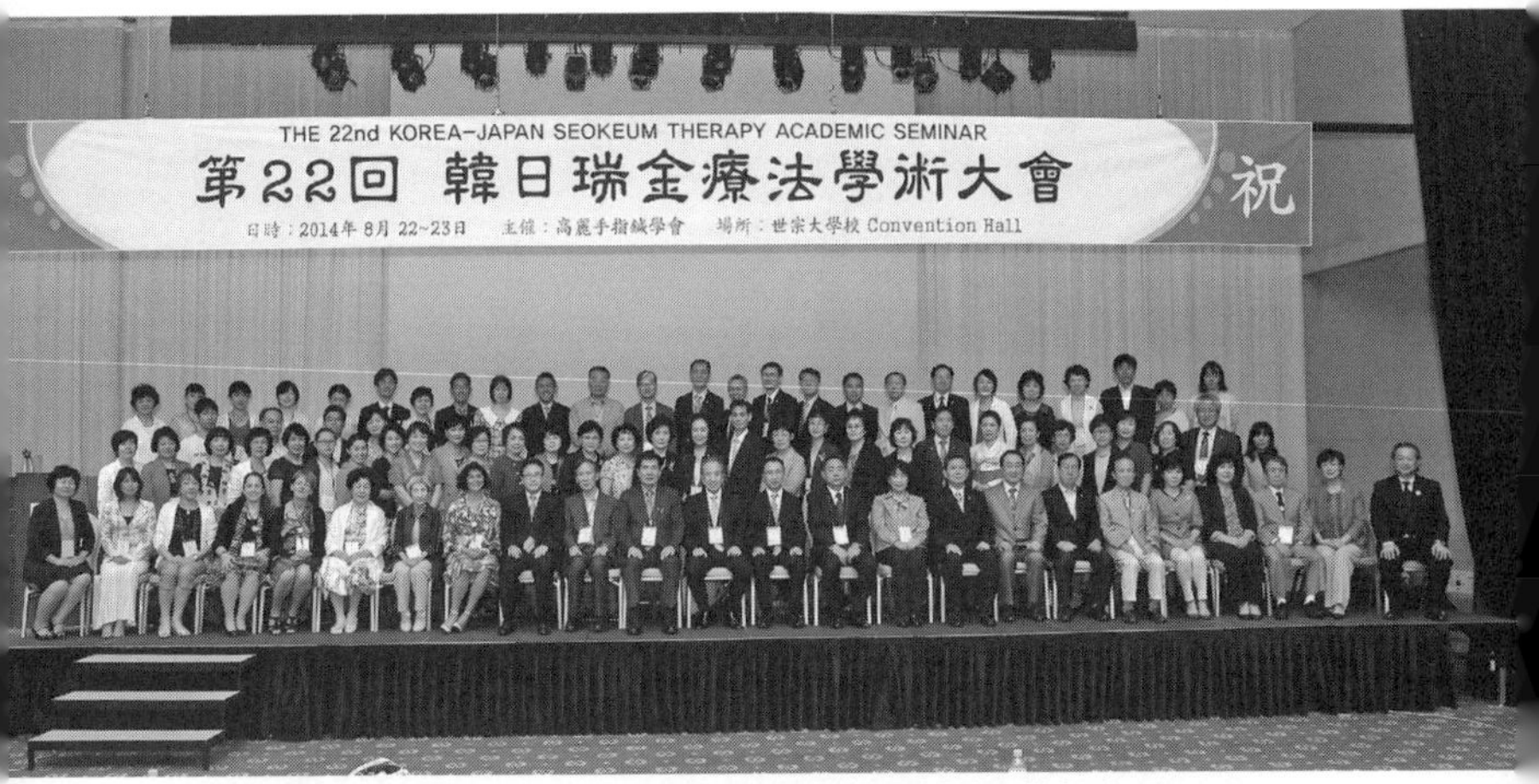
THE 22nd KOREA-JAPAN SEOKEUM THERAPY ACADEMIC SEMINAR
第22回 韓日瑞金療法學術大會
日時：2014年 8月 22~23日　主催：高麗手指鍼學會　場所：世宗大學校 Convention Hall
祝
第22回韓日高麗手指鍼学術会議後の記念写真。前列中央に著者がいる

というわけで、小松式高麗手指鍼治療の実際を知っていただくために、２０１２年に開かれた学術大会で私が発表した論文と、２０１４年に発表した論文の抜粋した内容（一部）を、以下に掲載させていただきます。

なお、２０１０年の大会では、慢性腎炎、腎不全患者５名の症例を発表し、この時の大会では過去14年間にわたる18歳から80歳までの男女39名の症例を通して、その結果を統計的に考察しました。

【第21回韓日高麗手指鍼学術大会】

演題　血清クレアチニン値に及ぼす高麗手指鍼の効果Ⅱ（腎臓病に対する高麗手指鍼の統計的考察）

・はじめに

腎臓病全般にわたり、鍼灸、漢方薬等の代替療法はもとより、現代医学においてさえ未だ有効な治療法は確立されていない。２０１０年の第20回大会では、慢性腎炎、腎不全患者５名の症例を発表したが、今回は43名の腎臓病患者の症例を通してその結果を統計的に考察した。

・対象

１９９８年４月から２０１２年４月まで、14年間にわたる18歳から80歳までの男女、腎内科において慢性腎炎および腎不全の確定診断を受けた患者43名。クレアチニン値は０・８㎎／dℓから10・０㎎／dℓまでの患者。

※腎不全の定義には、その残存機能が30～50％とする説もあるが、ここではクレアチニン2・0㎎／dℓ以上とする。

・分類

左記の項目ごとに有効、無効と分類し、項目ごとの考察を加えた。

①性別による分類
②治療開始時の年齢による分類
③罹患歴による分類
④病名による分類
⑤治療開始時の状態による分類（重複あり）
⑥治療開始時のクレアチニン値による分類
⑦治療頻度による分類
⑧三一体質による分類
⑨運気体質による分類
⑩陰陽比較脈診による分類

・方法

施術方法は、当治療院での高麗手指鍼と自宅での瑞岩灸の施灸。

多針部は、左右J23。五治処方は基本的に、腎正方、心勝方、肝正方とする。

また、その状態に合わせ、腎勝方、腎熱方、心正方、脾正方、肺正方、膀胱勝方等を使う。

本疾患は、時に腎実質の炎症等が起きるため、その処方は注意を要する。

また、腎性高血圧、腎性貧血の合併症が併発するためその状態に合わせた五治処方が必須となる。

また、本疾患の治療に伴い、新たに手掌J23からの抜缶療法を工夫した。この方法は、クレアチニン値に直接作用するかは不明ではあるが、その数値と、上昇率に伴い出血量は比例している。

性別、年齢、病歴、クレアチニン値に関係なく、患者自身の可能な範囲での通院回数1週に1回未満から1週10回まで。

ここでは、低頻度（1週1回未満~2回までの治療間隔）・中頻度（1週3~4回の治療間隔）・高頻度（1週5回以上）と分類している。

また病院での服薬、および漢方薬併用者は対象患者の70%になる。

それらの患者を、性別、年齢、病歴、クレアチニン値、三一体質、運気体質、治療頻度、ライフスタイル等により分類し、その結果を統計的に考察した。

・**結果**

腎臓病の状態を表す指標としては、クレアチニン値、尿素窒素、尿たんぱく、腎萎縮、等あるが、現在最も重要視されているものはクレアチニンである。よって、本統計では治療後の患者のクレアチニン値の上昇、下降を有効性のエビデンスとした。

クレアチニン値が上昇を続けている、または長期にわたり数値に変化のない患者が当院の高麗手指鍼の治療を受けた後、クレアチニンの上昇が一定期間止まるか、クレアチニン値が一定期間下降したものを有効とした。

クレアチニン2㎎/dℓ未満……0・1単位での効果を有効とする。
クレアチニン2㎎/dℓ以上……0・5単位での効果を有効とする。
1~3カ月の範囲で上昇と下降を繰り返すものは、不明とした。
また、明確にクレアチニンが下降をしても、本人の意思で治療間隔を減らしクレアチニンが上昇し透析に至った場合は、有効とした。

※全体での有効性（表A）

①性差による分類（表略）

統計的には性差による効果の差はないと思われる。

しかし、一般的に無職の女性と有職の女性（特に総合職）の場合には治療頻度に差が出て、その結果も治療頻度による差がそのまま出ている。

また、一般的に女性は少食であり、食事療法に取り組みやすい環境にあるため、そのコントロールは男性よりも優位になる。

②治療開始時の年齢による分類（表略）

青年と老人を比較した場合、決定的に違うのは罹患歴の違いである。

若年者に比べ高齢者は罹患歴も長いため、その効果もできにくいのではないかと推察される。

③罹患歴による分類（表B）

治療による効果の決定的な違いの一つが、この病歴である。

（A）全体での有効性

患者総数 39 名	
有効数	22 名
無効数	6
不明	11

（B）罹患歴による分類

	患者総数	有効	無効	不明
1 年未満	7 名	7	0	0
1 年以上～ 2 年未満	8	7	0	1
2 年以上～ 10 年未満	7	4	1	2
10 年以上～ 20 年未満	7	3	2	2
20 年以上	7	2	2	3
不明	3		3	

（C）病名による分類

	患者総数	有効	無効	不明
慢性糸球体腎炎	25 名	15	6	4
糖尿病性腎症	7	5	1	1
紫斑病生腎炎	1	1		
間質性腎炎	2	1	1	
多発性嚢胞腎	2			2

発症後1年未満の場合、低頻度の治療であってもその有効率は現在のところ100％である。しかし、病歴が10年を超えた段階では低頻度の治療でクレアチニンが低下、もしくは現状維持で止まった例はない。ただし、病歴が20年以上であっても、高頻度の治療での改善例は2例ある。

③病名による分類（表C）

現在のところ統計上顕著な差はない。

⑤治療開始時の状態による分類（重複あり。表略）

現在のところ、これが最も効果の差となって出ている。

腎不全の前段階であるクレアチニン値2未満の場合、有効率は100％である。

腎不全となった場合には、治療頻度が改善に至る最大要件となる。

また、血液透析患者の場合にはその治療の目的、治療の方法ではある程度の専門的知識が必要となる。

⑥治療開始時のクレアチニン値による分類（表D）

前述の状態による分類と重複するが、数値が1未満の場合、数ヵ月の治療で正常値となり、2未満の場合も数年の治療で正常値となり、治療離脱も可能である。

しかし、クレアチニンの数値が上昇するに従い、治療頻度を上げ、ライフスタイルを改善しなければならないが、多くの患者が治療継続において挫折するところでもある。

⑦治療頻度による分類（表E）

現状、治療の効果を左右する最大の要件であると確信している。罹患歴が1年未満の場合は低頻度の治療での改善率は１００％であるが、罹患歴が10年以上の場合低頻度での改善率は０である。これにはクレアチニンの数値は関係なく、クレアチニン10であっても高頻度の治療で１週間に０・６降下、クレアチニン値７・８が１週間の高頻度治療で１・５降下の実例がある。現在のところ（２０１２年４月）、高頻度の治療で継続した場合、腹水貯留がなければ無効者はいない。

⑧三一体質による分類（表F）

⑨運気体質による分類（特定の差なし。表略）

⑩陰陽比較脈診による分類（特定の差なし。表略）

※クレアチニン値以外の数値の改善

※腎臓病患者に対する、投薬および漢方薬の問題。

(D) 治療開始時のクレアチニン値による分類

	患者総数	有効	無効	不明
正常範囲内 0.6 ～ 1.2/dl	3名	3	0	0
2 ㎎ /dl 未満	6	4	2	0
2 ～ 4 ㎎ /dl 未満	7	3	3	1
4 ～ 6 ㎎ /dl 未満	6	2	1	3
6 ～ 8 ㎎ /dl 未満	12	6	3	3
8 ～ 10 ㎎ /dl 以上	5	2	2	1

(E) 治療頻度による分類

	患者総数	有効	無効	不明
単発・1カ月に1～2回	4名	1		3
低頻度・1週1回～2回	26	15	8	4
中頻度・1週に3回～4回	4	3	0	1
高頻度・1週に5回以上 1日に2回治療で10回 もあり	5	3	1	1

(F) 三一体質による分類

右陽実証	11名
右陰実証	3
右腎実証	1
左陽実証	15
左陰実証	0
左腎実証	0
不明	6

一般的に腎臓の薬とは、①ステロイド、②免疫抑制剤、③尿毒症緩和剤、④降圧薬、⑤エリスロポエチン（注射）、⑤漢方薬、湯液である。

日本における投薬の基準が理解不能であるほど、患者によりその服薬歴はさまざまである。しかし、高麗手指鍼の治療を継続している患者はその服用量も減少していく。

問題は、降圧薬と漢方薬（湯液）である。一部の降圧薬の副作用に、腎機能低下、急性腎不全というものがあり、高麗手指鍼によりクレアチニン値が7から4に降下した患者が、新たに出された降圧薬（副作用でクレアチニン値が多少上昇すると説明を受けた）を服用し、短期間（2週間）でクレアチニン値が2上がり透析に至った患者が存在する。

また、大きな問題である⑤漢方薬（湯液）である。現在、日本の医師の86％が漢方薬を保険で処方しているといわれている。しかし、その実態は漢方薬を出すと、患者が安心する（副作用がないと思う）から、という理由が1位となっている。

また、処方する医師の判断もほとんどが製薬会社のハンドブックからの知識というお粗末な現状である。これには、日本における医療用漢方薬は特例として、文献上の資料のみを参考としたため、新薬のような治験を経ずに承認されたという事情がある。

また、アリストロキア酸を含有する生薬は、重篤な腎障害を引き起こすことで日本の厚生労働省も注意勧告をしている。以下の生薬である。

サイシン（細辛）　モクツウ（木通）　ボウイ（防已）　モッコウ（木香）がある。

当院の患者例としては、クレアチニン値10・0の患者が高頻度の治療により、1週間で0・6の降下を示したにもかかわらず、当人の意志により薬局により処方された体質改善の名の下の漢方散剤を服用し、急激にクレアチニンが上昇し、透析に入った患者が存在する。

1、初期腎不全の前段階であるクレアチニン値2未満の場合、低頻度の（1週1回程度、ただし治療初期は中頻度が必要）治療であっても、すべての患者はクレアチニンが正常値に戻り、治療離脱も十分に可能である。
2、性差や年齢に関係なく、病歴の長さと、数値の上昇率に伴い治療頻度を上げなければ改善は見られない。
3、クレアチニン値2・0以上の患者は、おおむね20～30％の低下がみられ、それ以上下がることは最長3年経過後もない。ただし、尿素窒素（BUN）は正常値になっている。
4、腹水貯留の場合、高頻度の治療でも効果は認められなかった。2名。
5、多発性嚢胞腎症の患者の場合、高頻度の治療でも効果が認められなかった。2名。

6、クレアチニン値の最高降下率は、1回の治療で0・5降下。10日間の治療で1・5降下が今までの最高である。

7、腹膜透析患者、血液透析患者、腎移植患者にも有効であるが、多針部、五治処方とも、一般的な慢性腎炎、慢性腎不全とは異なる。

8、三一体質は、全患者の90％が左右ともに陽実証である。

9、運気体質には特定の傾向は見られなかった。

10、睡眠時間が4時間未満の患者には、低頻度の治療では効果がなかった。3名。

11、病院から出される降圧薬の種類によっては、急激にクレアチニン値が上がり、高麗手指鍼によりクレアチニンが降下したにもかかわらず、透析に入った患者がいる。

12、一部の漢方薬によって、降下したクレアチニンが急激に上昇し透析に入った患者がいる。

13、長期にわたるステロイドの服用により、その合併症である大腿骨頭壊死を併発した患者は、高麗手指鍼により、その合併症も改善している。1名

・考察

現代医学では、慢性腎不全になると治癒、改善は不可能といわれている。それは、腎単位であるネフロン（腎小体と尿細管）が死滅して腎臓が機能しなくなると思われているからである。

しかし、腎臓病全般にわたり、高麗手指鍼は顕著な効果があった。

推測の域は出ないが、ネフロンは左右の腎臓に２００万個あり、完全に死滅したネフロンの再生は不可能であっても、まだ死滅はしていないが機能をしなくなってしまったネフロンが高麗手指鍼療法により、20～30％程度のネフロンが再生するものと思われる。

これにより、短期に発症した患者のクレアチニンはおおむね20～30％の降下がおきると思われる。また、病歴が長い患者の場合、再生しうるネフロンはなくとも、現状の機能しているネフロンの死滅を防いでいるものと思われる。ただし、その場合には現在機能しているネフロンを活性化させるだけの治療頻度が必要になる。

ただし、病歴に対する治療頻度の決定をはじめ、食事療法、睡眠時間、労働の内容、病院での投薬、漢方薬、サプリメント等にわたり適切な指導をしなければ、低下したCr値を維持し続けるのは困難である。

・結果

初期腎不全の前段階であるCr値２㎎／dℓ未満の場合、低頻度の（１週１回程度）治療であっても、すべての患者はCrが正常値かそれに近い数値に戻り、治療離脱も可能である。しかし、腎不全に至ると、性差や年齢に関係なく、病歴の長さに伴い治療頻度を上げなければ改善は見られない。Cr値２・０㎎／dℓ以上の患者は、おおむね20～30％の低下がみられ、それ以上下がることは最長３年経過後もない。ただし、尿素窒素（ＢＵＮ）は正常値に戻ることもある。Cr値の最高降下率は１回の治療で０・５㎎／dℓ降下。

10日間連続の治療で１・５㎎／dℓ降下が今までの最高値である。腹膜透析患者、血液透析患者、腎移植患者にも有効であるが、治療法は若干の工夫が必要となる。三二体質は、全患者の95％が左右ともに陽実証である。陰陽比較脈診、運気体質には特定の傾向は見られなかった。睡眠時間が４時間未満の患者には効果がなかった。

【第22回瑞金療法学術大会】

演題　腎臓病治療から見た高麗手指鍼の優位性
――高麗手指鍼18年間臨床の軌跡

・はじめに

鍼灸師免許を取得し21年が経ち、その治療法の主体を高麗手指鍼において18年が経った。当初、日本では奇抜な治療法故《ゆえ》なかなか受け入れられなかったが、高麗手指鍼を使った症例数約500。延べ患者数も約14万人を超えた。がん患者も約30名の治療をし、昨年韓国でも話題となった「頸椎症」の患者も約1800名の治療をしてきた。その他、糖尿病、肝炎等体鍼では到底治療困難な病気にも多数治療をしてきた。最近では、少しずつ増えつつある現代病「舌痛症」の患者も約10名であるが治療をして完治に至っている。

それら疾患の中でも、最も困難であり、2008年より本格的に取り組んでいる私のライフワークとなった「腎不全」の治療を通して知ることのできた高麗手指鍼療法の特筆すべき特徴と効果を記していきたい。

・**腎臓病とは**（略）

・**日本鍼灸界の現実**（略）

・**漢方薬の現実**（略）

・**中医学から見た「腎不全治療」**（略）

・**高麗手指鍼による腎臓病治療の成果**

２０１４年5月末までに、約１２０人の腎臓病患者の治療をした。下記は、その内訳である。

軽度腎機能低下（ＣＫＤ）
慢性糸球体腎炎
慢性腎不全
糖尿病性腎症（Ⅰ型・Ⅱ型）
多発性嚢胞腎
逆流性腎症
紫斑性腎症
ネフローゼ症候群

ＡＮＣＡ関連腎炎
全身性キャピラリーリーク症候群
腎盂腎炎
膠原病による全身性血管炎による腎不全

・有効性

腎臓病を改善、または現状を維持させるには食事、睡眠、ライフスタイルの改善などが必須となるが、この部分を守り、適切な治療頻度を守った場合の有効率は約90％である。しかし、多くの患者は経済的理由により、治療回数を減らし有効率を下げている。

透析治療になれば、一人当たり６００万円の税金が投入されているが、私の治療であればその10分の１から８分の１程度に抑えることが可能である。ぜひ、公的な支援がほしいところである。

・高麗手指鍼に対する独自の工夫

腎不全に対する治療に関しては、従来型の治療だけではなかなか効果を上げにくく、治療を重ねていくうえで独自の工夫を組み込むようになった。

①連続刺鍼：刺鍼をして規定時間の抜針後、重要な五治処方と腎臓の相応点に再度刺鍼を

して効果を上げる方法。
②反転療法：正当な五治処方を施す前に、その逆の五治処方を一定時間施すことにより、正当な五治処方の効果をより身体に受け入れやすくする方法。
③拇指示指に対する刺鍼：右手の小指と左手の薬指に施した五治処方の最重要部分のみを、左手の拇指と示指に同じ五治処方を施す。

・結論

世界の国々には、その国から生まれた伝統医学があり、伝統医学とはその文化の最たるものと言える。

しかし、近年世界中で増加傾向にある慢性腎臓病（Chronic Kidney Disease）に有効な最新の現代医学はもとより、代替療法も高麗手指鍼療法を除き皆無であるといえる。

しかし、私の1日の治療の限界は35人までである。

柳泰佑会長より指導のお許しを得て10年が経った。10人の生徒が10人の患者を治療すれば一日に１００人の患者を治療できる。

日々の臨床とともに、多くの後継者を育てていくことも大きな課題と考えている。

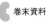

●おわりに

本書を執筆中に、ショッキングな出来事に出会いました。

当院は、2011年まで、接骨院を併設していました。骨折、脱臼、捻挫、打撲で保険診療をするところです。中学生や高校生のスポーツ関係の部活で痛めた体の治療で通ってくる子供たちがたくさんいました。

そのなかの一人の子と、10年ぶりに再会しました。サッカー部に所属していて、当時、毎日のように来院していました。膝の手術も、私がお世話になっていた先生にしていただきました。

卒業後は専門学校に進み、パティシエの道に進むということで数年間会うこともなかったのですが、ひょっこりと現れて可愛いお嫁さんを紹介もしてくれました。それからパン屋さんを開業、かなり有名なお店に成長したと風の便りに聞いていました。

それがつい先日、突然電話がかかってきたのです。「腎臓が悪くなっているので診てほしい」と。体がボロボロになるまで仕事を頑張り、病院に行って初めて腎臓が悪化していたことを知ったようです。

ご家族がネットで調べたら「腎臓病専門鍼灸院」を見つけ、高校生時代に通っていたところだとわかったというのです。

まだ30歳そこそこで、クレアチニン値が6、血圧が180というのには、私自身ショックでしたし、こんなことで再会はしたくなかったな、という思いもありました。これから先のことは何もわかりませんが、とにかく治療を続けて透析を5年でも10年でも先延ばしできるようにしてあげたいと思っています。

若くても、何らかの腎機能低下があり、仕事で無理に無理を重ねていくと、ここまで悪くなってしまうのだと痛感させられました。もっと早い段階で、体のどこかが痛くなれば、病院に行っていたのに、痛まないがゆえに進行を許してしまう、これが「腎臓病」の怖さだと、あらためて思い知らされました。

二十数年にわたる鍼灸師人生で、腎臓病治療は紆余曲折がありました（現在進行形ですが……）。

日本における高麗手指鍼のパイオニアとして、また腎臓病施術のパイオニアとして、何とかしてこの施術法を確立したいと思う反面、何でここまでのめりこんでしまったのかという悔悟の念もありました。

治療に行き詰っても、誰にも相談できない、どの書籍にも治療法は載っていない、教えていただくのは「患者さん」だけ。私の先生は一人一人の患者さんでした。

あの患者さんには効いて、この患者さんにはなぜ効かないのか。

たまたま効いたのか、たまたま効かなかったのか。

正直、まだまだ道半ばと思います。

また、過去モニターになっていただいた何人かの患者さんからも、多くのことを教えていただきました。

血液検査の前日には、私自身が夜うなされていたことを家人から指摘され、もうこんな無理なこと（腎臓病治療）はやめるようにと諭されもしました。

腎臓病の治療なんかしなくても、頸椎症の患者さんをはじめ多くの患者さんが来られます。そんななか――、

何でこんな難しいことを続けるのか！

何が難しいのか？

有効率を決めるのは、治療の頻度が最重要であり、初回に必ずお話をします。1週に1回だと、約5～10％の人に有効です。多く見ても１００人に10人程度です。

1週に2回で60％くらいです。しかし、患者さんにとっては1週に1回来られるのも大変なことはわかっています。

ただ、効果がない場合にはご自身の生活を顧みるより、私を責める方が多いのも事実です。食事はどうですか？　返ってくる言葉はほとんどが、「ちゃんとやってますよ」。そう言われれば、返す言葉は何もありません。

しかし、畜尿検査を実施している病院に転医すると、もう大変な数値が出てしまうケースは多くあります。当院で畜尿検査を実施して、「これだけ塩分やタンパク質が多いですよ！」と言うこともできません。また、その患者さんの24時間の生活内容を把握することはできるわけもありません。

検査のたびにクレアチニン値が下がり続ける方、治療を続けていても上がり続ける方。悪い結果が続くと、もう来月で腎臓病の治療はやめよう、そう思った後は違う患者さんから「クレアチニンが下がりました」と喜ばれると、もうしばらく続けてみようかと考え直す日々でした。

また、何年も良い結果が出続けても、不可抗力で（風邪による発熱や食中毒）で急激に悪化して透析になる方もいる。そんなときは、私も本当に落ち込みます。どんなに治療を続けても治ることはない。継続することに何の意味があるのか？

外部からの圧力もありました。

腎臓病治療をやめようと思ったことは、一度や二度ではありません。何十回もありました。毎月毎月、もうこれでやめよう、この患者さんを最後にして、「もう新しい患者さんを受け入れるのはやめよう！」と……。

ある時期に来ていただいた患者さんには、この治療は私一代で終わりますと言って、「私に何かあれば（事故・病気）治療の継続はかないませんのでご了承ください」と伝えていました。

鍼灸師を相手に、セミナーを開催して十数年になります。生徒の鍼灸師を相手にしても、私の感情が揺れ動いていたのも事実です。はじめは何とかして全国の鍼灸師に伝えたいと思い、積極的に動いたこともありました。

しかし、前述したようなことを毎日経験して、「このプレッシャーに耐えうる鍼灸師がいるのか」「今の治療法が本当にベストのものなのか？」と思い悩みました。

また、患者さんの数値の上下をゲーム感覚で捉える馬鹿な生徒もいました。

この悩みが強くなると、またセミナーでは指導を中止していました。

一方、こうした諸々の悩みを払拭してくださったのも、何人かの患者さんの言葉でした。

Sさんからは「この技術を後進に伝えないのは先生の罪ですよ」と、寡黙な方なのですがドキッとするようなことを言われました。

Tさんからは「人のためにやっていることを、誰が誹謗中傷しても正しいことは天が見守っているんだから、そんなことは気にするな!」と、クリスチャンですかね、ずいぶん励まされました。

Kさんからは、「すべての人に効果がなくても、私のように改善する人もいる。その情報を発信しないのは、腎臓病を改善したいと思っている人の改善できる機会を奪うことになるのではないですか」と、20代の若さながら、KOパンチをいただきました。

こうした励ましは、まだまだありました。

そして、良い結果が出たときの患者さんの笑顔が一番大きな糧となり、それに支えられてここまで来たことを、あらためて自覚しています。

私よりも、もっと才能のある者にこの治療法(高麗手指鍼)を委ねよう。

もっと少ない治療頻度で、もっとしっかりとした結果を出せる技術を構築してもらう。

そのためにも、中断はできない。

また、腎不全は治せなくても、クレアチニン値が7・8で1ヵ月後に透析と言われて、7年間健康的に維持できたことも事実であり、あと数ヵ月後に透析と言われた方たちが、年単位で延ばし続けている方も多数いらっしゃいます。

なんとか定年退職まで、なんとかお子さんが成人するまで、なんとか仕事が軌道に乗るまでの間、健康的に透析が延ばせるお手伝いは意義のあることであると、これも患者さんから教えていただいたことです。

透析機器がさらに進化して、1週間に1回で済むように。

腎臓移植がアメリカ並みに増えますように。

そして、iPS細胞を用いた再生医療によって、透析そのものの存在が必要でなくなるように。

それらが一日も早く実現できますようにと祈っております。

最後になりましたが、本書の出版にあたり、高麗手指鍼創始者柳泰佑先生と高麗手指鍼を直接ご指導いただいた故金成萬先生に真っ先にご報告をしたいと思います。また、現代書林の鹿野さん、時来社の石田さんには一方ならぬご尽力を賜りましたことをお礼申し上げます。

２０１８年　初夏

東京高麗手指鍼研究会代表　小松隆央

【参考文献】

・柳　泰佑『高麗手指療法講座』陰陽脈診出版社（日本語版・たにぐち書店）
・柳　泰佑『高麗手指鍼応急処方集』陰陽脈診出版社（韓国語）
・柳　泰佑『高麗手指療法研究』陰陽脈診出版社（韓国語）
・出浦照國『腎不全がわかる本』日本評論社
・椎貝達夫『透析なしの腎臓病治療』講談社
・高市憲明『新版腎臓病』主婦の友社
・甲田　豊『腎不全・透析ガイド』南江堂
・堀田　修『腎臓病を治す本』マキノ出版
・野口善令『診断に自信がつく検査値の読み方教えます！』羊土社
・吉田美香『腎臓病の人のための早わかり食品成分表』主婦の友社
・牧野直子『塩分早わかり』女子栄養大学出版部
・香川芳子『外食・デリカ・コンビニのカロリーガイド』女子栄養大学出版部
・香川芳子『毎日の食事のカロリーガイド』女子栄養大学出版部
・香川芳子『外食のカロリーガイド』女子栄養大学出版部

腎臓病《じんぞうびょう》との闘《たたか》い方《かた》、お教《おし》えします。

2018年9月20日　初版第1刷

著　者 ―――――――――― 小松隆央《こまつたかお》
発行者 ―――――――――― 坂本桂一
発行所 ―――――――――― 現代書林
〒162-0053　東京都新宿区原町3-61　桂ビル
TEL／03(3205)8384(代表)
振替00140-7-42905
http://www.gendaishorin.co.jp/
カバーデザイン・本文図版 ―― 本間公俊　北村　仁
本文デザイン・DTP ――――― 瀬賀邦夫

印刷・製本：広研印刷(株)
乱丁・落丁本はお取り替えいたします。
定価はカバーに
表示してあります。

ISBN978-4-7745-1720-9　C0047